Düsseldorfer Texte zur Medizingeschichte

Herausgegeben von Jörg Vögele

Band 3

Isabelle Nießen

Die künstliche Säuglingsernährung unter dem Einfluss der Bakteriologie

Bibliografische Information der Deutschen Nationalbibliothek
Die Deutsche Nationalbibliothek verzeichnet diese Publikation in der Deutschen Nationalbibliografie; detaillierte bibliografische Daten sind im Internet über http://dnb.d-nb.de abrufbar.
1. Aufl. - Göttingen : Cuvillier, 2013

978-3-95404-508-2

Nonnenstieg 8, 37075 Göttingen
Telefon: 0551-54724-0
Telefax: 0551-54724-21
www.cuvillier.de

1. Auflage, 2013
Gedruckt auf umweltfreundlichem, säurefreiem Papier aus nachhaltiger Forstwirtschaft.

978-3-95404-508-2

Vorwort

Aufgabe des Instituts für Geschichte der Medizin ist es gemäß Approbationsordnung, die historischen, kulturellen, ethischen und sozialen Grundlagen in der Geschichte des ärztlichen Denkens, Wissens und Handelns zu erforschen und zu lehren. Sinn von Forschung und Lehre ist es, den Studierenden die für die Ausübung des ärztlichen Berufes unverzichtbaren Fähigkeiten und Einsichten über die Grundlagen ihres Handelns zu vermitteln. Darüber hinaus bestehen enge Kooperationen mit geisteswissenschaftlichen Fächern, vor allem mit der Geschichte und Kunstgeschichte. Forschungsschwerpunkte des Instituts sind unter anderem die Sozialgeschichte des 19. und 20. Jahrhunderts, die wechselseitige Abhängigkeit von Gesellschaft und Medizin, sowie die Darstellung von Medizin, Mensch und Tod in der bildenden Kunst. Zu diesen Themenkomplexen entstehen am Institut für Geschichte der Medizin nicht nur regelmäßig Dissertationen, sondern auch herausragende andere Qualifikationsarbeiten. In der Reihe „Düsseldorfer Texte zur Medizingeschichte“ werden diese beachtenswerten Bachelor-, Magister- und Masterarbeiten erstmals der Öffentlichkeit zugänglich gemacht.

Ende des 19. Jahrhunderts wurde die hohe Säuglingssterblichkeit im Kaiserreich zum Skandal erklärt. War der Tod von Säuglingen zuvor als naturgegeben oder sogar als „natürliche Auslese“ angesehen worden, entstanden nun verschiedene Vereine und Gesellschaften zur Senkung der Säuglingssterblichkeit. Die Haupttodesursache im ersten Lebensjahr waren ernährungsbedingte Magen- und Darmerkrankungen, sodass sich die Bemühungen überwiegend auf die Ernährung der Säuglinge richteten. Vor allem das weitverbreitete Nicht-Stillen war schnell als relevanter Faktor ausgemacht, lag doch die Sterblichkeit von Flaschenkindern im letzten Drittel des 19. Jahrhunderts siebenmal höher als die von Brustkindern. Die sich gerade formierende Kinderheilkunde nutzte die Ernährungsfrage, um sich von anderen medizinischen Disziplinen zu emanzipieren, was 1883 zur Gründung der „Gesellschaft für Kinderheilkunde“ führte. Parallel zu dieser Entwicklung gewannen die Bakteriologen mit ihrem Konzept des spezifischen Erregers die Deutungshoheit im Bereich der Infektionskrankheiten. Isabelle Nießen beschäftigt sich im Rahmen dieser Arbeit mit dem Einfluss der bakteriologischen Forschungsergebnisse auf das pädiatrische Konzept der Säuglingsernährung. Zu diesem Zweck wird die Übernahme bakteriologischen Wissens durch die Pädiatrie im ersten ernährungsphysiologischen Übersichtswerk des Kinderarztes Phillip Biedert „Die Kinderernährung im Säuglingsalter“ und in zwei pädiatrischen Fachzeitschriften in Bezug auf die künstliche Säuglingsernährung analysiert.

Düsseldorf, im September 2013

Jörg Vögele

Inhalt

1. Einleitung 9

2. Die Entwicklung der Bakteriologie im 19. Jahrhundert 13

2.1. Die Idee des spezifischen Erregers 13

2.2. Voraussetzungen für die medizinische Bakteriologie 14

2.3. Die medizinische Bakteriologie 16

Louis Pasteur (1822-1895) 16

Robert Koch (1843-1910) 18

3. Der Säugling im Fokus der Medizin 27

3.1. Stillquote und Säuglingssterblichkeit im Kaiserreich 27

3.2. Die Formation der Kinderheilkunde 29

4. Philipp Biedert und die Ernährung der Säuglinge 31

4.1. „Die Kindersterblichkeit im 1. Lebensjahr“ 31

4.2. „Nahrungsorgane und Nahrungsmittel der Kinder“ 33

4.3. „Das Stillen durch Mütter und Ammen“ 34

4.4. „Die künstliche Ernährung“ 35

4.5. „Die Störungen der Ernährung“ 41

4.6. „Rückblick“ 44

5. Analyse der pädiatrischen Fachzeitschriften 47

5.1. Quantitative Analyse 47

„Jahrbuch für Kinderheilkunde und physische Erziehung“ 47

„Verhandlungen der Gesellschaft für Kinderheilkunde“ 49

5.2. Inhaltsanalyse der zeitgenössischen pädiatrischen Fachzeitschriften 51

6. Fazit 63

7. Literatur und Quellen 67

7.1. Primärliteratur 67

7.2. Sekundärliteratur 69

7.3. Onlinequellen 71

1. Einleitung

Am Ende des 19. Jahrhunderts geriet die Ernährung der Säuglinge in den Fokus der ärztlichen- wie auch gesellschaftlichen Wahrnehmung. Dafür verantwortlich war die hohe Sterblichkeit im ersten Lebensjahr, die eng mit der Ernährungsweise zusammenhing. War die hohe Säuglingssterblichkeit zuvor traditionell als „natürliche Auslese“ angesehen worden, wurden die Quoten nun zum Skandal erklärt. Es formierte sich eine breite Front aus Politik, Gesellschaft und Ärzten, um die Sterblichkeit der Säuglinge zu verringern. Die Haupttodesursache der Säuglinge im 19. Jahrhunderts waren ernährungsbedingte Magen- und Darmerkrankungen, sodass sich die Pädiater nun verstärkt mit dem Problem des Nichtstillens und der künstlichen Ernährung beschäftigten.[1]

Bisher hat keine tiefer greifende historische Analyse des Themenkomplexes der künstlichen Säuglingsernährung unter dem Einfluss der Bakteriologie an der Wende zum 20. Jahrhundert stattgefunden. Zwar wird in einigen Arbeiten zum Thema Säuglingsernährung und Säuglingssterblichkeit im Kaiserreich der Einfluss der Bakteriologie kurz angemerkt, es findet aber keine eingehende Auseinandersetzung mit dem Thema statt. Allgemein wurde zur künstlichen Ernährung der Säuglinge um 1900 in den letzten Jahren in Deutschland wenig geforscht. Dagegen findet in der englischsprachigen Forschung eine rege Auseinandersetzung mit diesem Thema statt. Hier sind vor allem die Arbeiten von Rima Apple, Lawrence Weaver und J. P. Atkins zu nennen.[2] In der deutschsprachigen Forschung stehen vor allem der Aufbau der Säuglingsfürsorge, die Stillpropaganda sowie die Faktoren der Säuglingssterblichkeit im Mittelpunkt des Forschungsinteresses.[3] Zur künstlichen Ernährung erschienen in letzter Zeit nur wenige Arbeiten, hier sind vor allem die Beiträge von Eduard Seidler und Ulrike Thomas zu nennen.[4] Eine Analyse der bakteriologischen Einflüsse im Umgang

---

1 Vögele, J. (2002): Im Kampf gegen die Säuglingssterblichkeit. Säuglingsernährung und Stillpropaganda. Ein Beitrag zur Geschichte der öffentlichen Gesundheitsfürsorge. In: Nahrungskultur. Essen und Trinken im Wandel 4, S. 229.

2 Apple, R. (1987): Mothers and Medicine. A Social History of Infant Feeding 1890-1950. Wisconsin. (Wisconsin Publications in the History of Science and Medicine, Band 7); Weaver, L. (2010): “Growing Babies“. Defining the Milk Requirements of Infants 1890-1910. In: Social History of Medicine 23 (2): S. 320-337. Weaver zeigt hier die verschiedenen wissenschaftlichen Konzepte der Säuglingsernährung in Amerika, Frankreich und Deutschland; Atkins, J.P. (1992): White Poisson? The Social Consequences of Milk Consuption, 1850-1930. In: Social History of Medicine 5, S.207-227. Atkins gibt hier einen Überblick der bakteriellen Milchverunreinigung in London; Mepham, T.B. (1993): „Humanizing Milk“: The Formulation of Artificial Feeds for Infants (1850-1910). In: Medical History 37 (3), 225-249.

3 Vögele, J. (2009): Wenn das Leben mit dem Tod beginnt – Säuglingssterblichkeit und Gesellschaft in historischer Perspektive. In: Historical Social Research 34 (4), S.66-82; Fehlemann, S. (2004): Armutsrisiko Mutterschaft: Mütter- und Säuglingsfürsorge im Deutschen Reich 1890-1924. Düsseldorf, Univ. Diss.

4 Thomas, U. (1994): Der Tod aus der Milchflasche. Säuglingssterblichkeit und Säuglingsernährung im 19. und 20. Jahrhundert. In: Kein Kinderspiel – Das erste Lebensjahr (Begleitbuch zur gleichnamigen Wanderausstellung des Westfälischen Museumsamtes). Münster, S.58-69; Seidler, E. (1973): Die Ernährung der Kinder im 19. Jahrhundert.

mit Milch findet sich bei Barbara Orland, die sich mit der Beziehung von Rindertuberkulose und Milch auseinandersetzt.[5]

Zunächst ist jedoch im Rahmen dieser Arbeit zu klären, wann sich die Bakteriologie im deutschen Kaiserreich als medizinische Disziplin formierte und ab wann man von einer vollzogenen Anerkennung der *Theorie des spezifischen Erregers* sprechen kann. Es wird untersucht, welche bestehenden medizinischen- und naturwissenschaftlichen Disziplinen die Formation beschleunigten und welche anderen Konzepte der Krankheitsursachen es in diesem Zeitraum gab. Zudem wird anhand der bekannten Forscher Louis Pasteur und Robert Koch überprüft, inwieweit die Forschungsleistungen der Bakteriologen medizinische, gesellschaftliche und politische Anerkennung fanden. Die genannten Aspekte werden im zweiten Kapitel im Rahmen einer Einführung in die Bakteriologie betrachtet und sind als Vorbedingung für die Analyse des bakteriologischen Einflusses auf die Säuglingsnahrung zu sehen. Die Geschichte der Bakteriologie ist gut erforscht, wobei vor allem die deutschsprachige Literatur zu Robert Koch sehr umfangreich ist.[6] Doch stehen in den letzten Jahren nicht nur herausragende Forscher im Mittelpunkt des Interesses, auch Themen wie die Verknüpfung von Politik und Wissenschaft, sowie die kriegerische Sprache der Bakteriologen werden eingehend betrachtet.[7]

Im dritten Kapitel stehen die Säuglinge im Fokus der Betrachtung. Zunächst wird eine Übersicht über die Säuglingssterblichkeit im deutschen Kaiserreich gegeben, wobei vor allem die Zeit um die Jahrhundertwende von Interesse ist. Einzelne Faktoren der Sterblichkeit im ersten Lebensjahr, wie die künstliche Ernährung der Säuglinge, sowie die Unterschiede zwischen Stadt und Land werden dabei näher betrachtet. In diesem Zusammenhang wird dann auch die gesellschaftliche Wahrnehmung der Säuglingssterblichkeit kurz erörtert sowie die Formation der Kinderheilkunde als medizinische Disziplin.

Eine erste Analyse der bakteriologischen Einflüsse auf die künstliche Ernährung der Säuglinge findet im vierten Kapitel statt. Hier wird das von Philipp Biedert 1880 erstmals herausgegebene Buch *Die Kinderernährung im Säuglingsalter* mit der 1900 erschienenen vier-

In: Ernährung und Ernährungslehre im 19. Jahrhundert (Vorträge eines Symposiums am 5. und 6. Januar 1973). Frankfurt am Main, S.288-303.

[5] Orland, B. (2001): Handeln in Zeiten der Ungewißheit. Tuberkulose, Milch und Tierseuchenbekämpfung im 19. und 20. Jahrhundert. In: Internationaler Arbeitskreis für Kulturforschung des Essens, Mitteilungen 8. Zürich, S. 1-18.

[6] Grüntzig, J./Mehlhorn, H. (2010): Robert Koch. Seuchenjäger und Nobelpreisträger. Heidelberg; Gradmann, Ch. (2005): Krankheit im Labor. Robert Koch und die medizinische Bakteriologie. Göttingen.

[7] Berger, S. (2009): Bakterien in Krieg und Frieden. Eine Geschichte der medizinischen Bakteriologie in Deutschland 1890-1933. Göttingen; Sarasin, Ph./Berger, S./Hänseler, M./Sporri, M. (Hrsg.) (2007): Bakteriologie und Moderne. Studien zur Biopolitik des Unsichtbaren 1870-1920. Frankfurt am Main; Christoph Gradmann (2007): Unsichtbare Feinde. Bakteriologie und politische Sprache im deutschen Kaiserreich. In: Sarasin, Ph./Berger, S./Hänseler, M./Sporri, M. (Hrsg.): Bakteriologie und Moderne. Studien zur Biopolitik des Unsichtbaren 1870-1920. Frankfurt am Main, S.327-353.

ten Auflage verglichen, um Unterschiede in der Einbeziehung bakteriologischer Erkenntnisse, Thesen und Techniken aufzudecken.[8] Teilweise wird hierbei an die von Dorothee Vaupel gewonnen Ergebnisse angeknüpft.[9] Im Rahmen dieser Arbeit wird jedoch eine tiefer greifende Analyse der Einbeziehung bakteriologischer Forschungsergebnisse in Biederts Konzept der Säuglingsernährung vorgenommen, als dies bei Vaupel der Fall ist. Auch die Entwicklung der industriell gefertigten Säuglingsnahrung wird in diesem Kapitel angesprochen. Dies geschieht in Auseinandersetzung mit Philipp Biederts Kapitel zur künstlichen Ernährung der Säuglinge im oben genannten Werk.

Um den Einfluss der bakteriologischen Forschungsergebnisse auf die künstliche Säuglingsnahrung in größerem Umfang zu überprüfen, wird im fünften Kapitel eine Analyse der zeitgenössischen pädiatrischen Fachzeitschriften vorgenommen. Dies ist zum einen das *„Jahrbuch für Kinderheilkunde und Physische Erziehung"*, zum anderen die *„Verhandlungen der Gesellschaft für Kinderheilkunde"*[10]. Zunächst wird anhand einer quantitativen Analyse die Häufigkeit der Artikel zum Thema künstliche Ernährung und Ernährungsstörungen in den Jahren 1880-1910 ermittelt. Als Kontrollgruppe dient hier die Zahl der Artikel zum Stillen, da die Muttermilch die natürliche Konkurrenz jeder künstlichen Ernährung darstellt. Ziel ist es, anhand der gedruckten Artikel eine Bestimmung der Relevanz des Themas künstliche Säuglingsernährung innerhalb der zeitgenössischen Pädiatrie vornehmen zu können. Anschließend folgt eine inhaltliche Analyse der Artikel zur künstlichen Ernährung sowie der damit zusammenhängenden Ernährungsstörungen. Hierbei wird überprüft, ob neue, aus der Bakteriologie kommende Techniken wie das Sterilisieren und Pasteurisieren von Milch diskutiert wurden und ob diese eher empfohlen oder abgelehnt wurden. In diesem Zusammenhang wird auch gefragt, ob Kinderärzte selbst bakteriologische Untersuchungen der Milch vornahmen und ob daraus praktische Forderungen erwuchsen. Zum Schluss wird noch überprüft, in welchem Ausmaß sich die Bewertung der künstlichen Ernährung durch Pädiater innerhalb der untersuchten dreißig Jahre verändert hat und ob bakteriologische Argumente bei dieser Bewertung eine Rolle spielten.

---

[8] Biedert, Ph. (1880): Die Kinderernährung im Säuglingsalter, 1.Auflage. Stuttgart; Biedert, Ph. (1900): Die Kinderernährung im Säuglingsalter und die Pflege von Mutter und Kind, 4. völlig neu bearbeitete Auflage. StuttgarT.

[9] Vaupel, D. (1993): Philipp Biedert (1847-1916), Leben, Werk und Wirkung. Hannover, Univ. Diss.

[10] Jahrbuch für Kinderheilkunde und physische Erziehung 15-51. 1880-1900 Leipzig; Jahrbuch für Kinderheilkunde und physische Erziehung 52-72. 1900-1910 Berlin; Verhandlungen der Gesellschaft für Kinderheilkunde 1. 1884 Leipzig; Verhandlungen der Gesellschaft für Kinderheilkunde 2-6. 1885-1889 Dresden; Verhandlungen der Gesellschaft für Kinderheilkunde 7-25. 1890-1908 Wiesbaden.

2. Die Entwicklung der Bakteriologie im 19. Jahrhundert

In diesem Kapitel wird zunächst ein kurzer Überblick zur Idee eines spezifischen Erregers sowie zur Herausbildung der Bakteriologie aus anderen Disziplinen gegeben. Im Rahmen dieser Arbeit ist es nicht möglich, alle Theorien oder neu entdeckten Erreger zu berücksichtigen, da dies den Umfang bei weitem überschreiten würde. Aus diesem Grund wird vor allem die Entwicklung der Bakteriologie als medizinische Disziplin dargestellt, wobei Forscherpersönlichkeiten wie Louis Pasteur (1822-1895) und Robert Koch (1843-1910) sowie neue Techniken selbstverständlich gebührend berücksichtigt werden. Ziel dieses Kapitels ist es, zu zeigen, dass die Bakteriologie zum Ende des 19. Jahrhunderts als Inbegriff der Moderne galt und sowohl innerhalb der Medizin Einfluss ausübte, als auch die öffentliche Wahrnehmung von Krankheitsursachen veränderte. Die Faktoren, die Einfluss auf die künstliche Ernährung hatten, werden im Zusammenhang mit Philipp Biedert (1847-1916) und einer Analyse der Fachzeitschriften noch näher betrachtet und analysiert.

2.1. Die Idee des spezifischen Erregers

Bereits in der Antike entwickelte man eine Vorstellung von einem spezifischen Krankheitserreger, der *Kontagium* genannt wurde. Eine andere antike Theorie besagt, dass Krankheiten durch unreine Luft an einem bestimmen Ort (das *Miasma*) übertragen würden.[11] Diese Begriffe hielten sich bis in die Neuzeit, wenn sich auch die Bedeutung wandelte.[12] Im 16. und 17. Jahrhundert entwickelten Girolamo Fracastoro (1478-1553)[13] und der Jesuit Athanasius Kircher[14] (1602-1680) in Auseinandersetzung mit der Pest und Syphilis die Idee, dass eine Krankheit durch einen spezifischen Erreger von Mensch zu Mensch übertragen wird. Allerdings verfügten sie noch nicht über die Hilfsmittel der optischen Darstellung.[15] Der Gedanke einer spezifischen oder übertragbaren Krankheit entstand also nicht erst im 19. Jahrhundert

---

[11] Sarasin, Ph./Berger, S./Hänseler, M./Sporri, M.(2007): Einleitung. In: Sarasin, Ph./Berger, S./Hänseler, M./Sporri, M. (Hrsg.): Bakteriologie und Moderne. Studien zur Biopolitik des Unsichtbaren 1870-1920. Frankfurt am Main, S.17.

[12] In der Antike nahm man an das *Kontagium* würde von den Göttern als Strafe geschickt, während im 19. Jahrhundert das Bakterium anfangs als *Kontagium* bezeichnet wurde und somit ein organischer Erreger war. Vgl.: Leven, K.-H. (1997): Die Geschichte der Infektionskrankheiten. Von der Antike bis ins 20. Jahrhundert. Lansberg/Lech, S.21 und S.71.

[13] Girolamo Fracastoro behauptete für bestimmte Krankheiten wie Syphilis und Pest seien spezifische ansteckende Stoffe verantwortlich, die er *seminaria contagionis* nannte. Er ging jedoch im Gegensatz zur Bakteriologie des 19. Jahrhunderts von anorganischen Krankheitserregern aus. Vgl.: Gradmann 2005, S.35.

[14] Athanasius Kircher (1602-1680) veröffentlichte 1671 seine bekannte Schrift über das *contagium animatum*, diese führte u.a. zur Einführung der Quarantäne als Präventivmaßnahme. Vgl.: Berger 2009, S.31. Kircher glaubte jedoch wie fast alle zeitgenössischen Gelehrten an die *Lehre von der Urzeugung*, welche sich bis ins 19. Jahrhundert hielt und erst von Louis Pasteur (1822-1895) endgültig widerlegt wurde. Vgl.: Leven 1997, S.66/67.

[15] Kircher nutze zwar als einer der ersten Naturforscher, das um 1600 erfundene Mikroskop für seine Forschungen, die Mikroskope dieser Zeit erbrachten jedoch noch nicht genügend Leistung um Bakterien sichtbar zu machen. Vgl.: Leven 1997, S.65/66.

sondern tauchte in der Geschichte immer wieder auf, ohne dass man jedoch von einer kontinuierlichen Weiterentwicklung bis zur modernen Bakteriologie sprechen könnte.[16]

2.2. Voraussetzungen für die medizinische Bakteriologie

Die medizinische Bakteriologie entstand nicht ohne Anknüpfungspunkte an bereits bestehende Disziplinen, bzw. nicht ohne Auseinandersetzung mit denselben.[17] Als Anstoß zur Forschung an Bakterien kann man die Schrift des Anatom Jacob Henle (1809-1885) *„Von den Miasmen und Contagien und den miasmatisch-kontagiösen Krankheiten (1840)"* sehen. Hierin formulierte er bereits theoretisch abstrakte Anforderungen an den Nachweis mikrobiologischer Krankheitserreger, die in der aktuellen Forschung meist als Vorwegnahme der Koch´schen Postulate gesehen werden.[18] Die Annahme eines spezifischen Erregers sowie die Ablehnung rein miasmatischer Infektionskrankheiten machten Henle für die Bakteriologen interessant.[19] Denn bis ins mittlere Drittel des 19. Jahrhunderts galt die Miasmen-Theorie, besonders auch durch die starke Hygienebewegung der Zeit, als viel moderner als die Ansteckungstheorie, da sie es unter anderem erlaubte die lokalen Gesundheitsverhältnisse in den immer weiter wachsenden Städten in Angriff zu nehmen.[20]

Julius Ferdinand Cohn (1828-1898)[21], Direktor des Pflanzen-physiologischen Instituts Breslau, versuchte zwischen 1872 und 1876 die Bakterien systematisch zu ordnen. Er gebrauchte dabei das morphologische Verfahren. Demnach wurde jede Form, die sich durch ein besonderes Merkmal auszeichnete, von ihm mit einem eigenen Gattungsnamen belegt, während kleinere Abweichungen als Spezies unterschieden wurden. Durch Cohn wurde das Wort

[16] Zur Geschichte der Infektionskrankheiten, mit ausführlicher Darstellung von der Antike bis zur frühen Neuzeit, die im Rahmen dieser Arbeit nur kurz zur Sprache kommt: Leven 1997, S.17-70.

[17] Hier sind vor allem die Anatomie, die Botanik und die pathologische Anatomie zu nennen. Vgl.: Berger 2009, S.28.

[18] Grüntzig/Mehlhorn (2010) stellen eine direkte Beeinflussung Kochs durch Henle heraus, S.141/42. Gradmann (2005) bezweifelt, dass die späteren Bakteriologen – vor allen in der Person von Robert Koch – von Henle beeinflusst wurden, da auch Koch selbst dies verneinte, S.39/40. Leven (1997) stellt sozusagen den Mittelweg dar, er spricht von Henle als Lehrer Kochs. Dieser habe ihn laut Leven jedoch nicht so sehr beeinflusst wie der Pathologe Edwin Klebs, auf im späteren Verlauf dieses Kapitels noch näher eingegangen wird, S.98.

[19] Gradmann 2005, S.45-47; Henle unterschied außerdem klar zwischen Krankheit und Krankheitsursache. Die Krankheitsursache war bei ihm eine spezifische und wurde als organischer Parasit oder auch *Contagien animatum* bezeichnet, während die Krankheit selbst unspezifisch blieb. Ebd., S.46.

[20] Sarasin 2007, S.17. Hierzu gehörten unter anderem der Ausbau einer sauberen Trinkwasserversorgung und die flächendeckende Kanalisation. Die Interpretation von Krankheiten hing immer auch von der politischen Einstellung der Akteure ab. So fand die Pettenkofer´schen Bodentheorie ihre größte Anhängerschaft unter Liberalen, während die bakteriologische Sichtweise vom autoritären preußischen Staat favorisiert wurde. Dazu: Ackerknecht, E. (2007): Antikontagionismus zwischen 1821 und 1867. In: Sarasin, Ph./Berger, S./Hänseler, M./Sporri, M. (Hrsg.): Bakteriologie und Moderne. Studien zur Biopolitik des Unsichtbaren 1870-1920. Frankfurt am Main, S.71-110; Als besonders eifrigen Vertreter der Miasmentheorie ist Max von Pettenkofer zu nennen. Dazu: Weyer- von Schoultz, M. (2006): Max von Pettenkofer (1818-1901). Frankfurt am Main, S.189-244.

[21] Ziegenspeck, H. (1957): Ferdinand Julius Cohn. In: Neue Deutsche Biographie 3, S.313/14. [Onlinefassung]; URL: http://www.deutsche-biographie.de/pnd116629207.html. Abruf am 12.06.2013.

„Bacterien" erstmals als klar definierter Begriff etabliert.[22] Zudem konnte er das schon länger vermutete Sporenstadium im Generationszyklus von Bakterien der Gattung Bazillus nachweisen. So fand er heraus, dass Heubazillen (*Bacillus subtilis*) unter bestimmten Bedingungen (Luft, Temperatur und Feuchtigkeit) Sporen bilden, welche sich resistent gegenüber Austrocknung und hoher Temperatur erwiesen. Das zeitweilige Verschwinden von Bakterien und die schwankende Widerstandsfähigkeit von Kulturen konnte dadurch rational erklärt werden.[23]

Diese Entdeckungen Cohns wurden jedoch erst durch die an der Universität Breslau neu entwickelten Techniken möglich. Zu diesen neuen labortechnischen Bedingungen zählen die von Carl Weigert erfundene Bakterienfärbung mittels synthetischer Farbstoffe sowie die Einführung halbfester Nährböden zur Züchtung von Kulturen.[24] Eine weitere Stärke der Breslauer Forscher unter der Leitung Cohns war die Möglichkeit, gewonnene mikrobiologische Erkenntnisse mit Medizinern wie dem Pathologen Julius Cohnheim (1839-1884),[25] zu erörtern. Dadurch wurde eine Verknüpfung von biologischen und medizinischen Fragen möglich, was einen großen Schritt in Richtung der medizinischen Bakteriologie darstellte.[26]

Durch den Deutsch-Französischen Krieg in den Jahren 1870/71 kam es zu einer vermehrten Forschungstätigkeit im Bereich der medizinischen Mikrobiologie. Die zahlreichen Lazarette boten Pathologen die geeigneten Untersuchungsbedingungen. Besonders erwähnenswert sind die *„Beiträge zur pathologischen Anatomie der Schusswunden"* des Pathologen Edwin Klebs (1834-1913).[27] Er stellte einen direkten Zusammenhang zwischen Mikroorganismen und Krankheitserscheinungen her.[28] Mit der biologischen Erklärung von Entzündungen wandte sich Klebs gegen Rudolf Virchows (1821-1902) Zellularpathologie, die diese durch einen mechanischen Reiz verursacht sahen und demnach einen internen Prozess zu Grunde legten.[29] Seine These stützte er auf mehrere Experimente mit Kulturen, dabei benutzte er die

---

[22] Berger 2009, S.34.

[23] Gradmann 2005, S.74; Diese Entdeckung ermöglichte den Vertretern der Artkonstanz, zu denen auch Robert Koch gehörte, neue Forschungsperspektiven und verschaffte ihnen ein neues Argument gegen die Lehre der Transformation. Ebd., S.74.

[24] Berger 2009, S.35.

[25] Gierke, E. (1910): Julius Cohnheim. In: Allgemeine Deutsche Biographie 55, S.729-733. [Onlinefassung]; URL: http://www.deutsche-biographie.de/pnd116636335.html. Abruf am 19.06.2013.

[26] Gradmann 2005, S.60.

[27] Gradmann 2005, S.62.

[28] Berger 2009, S.35; Für die von ihm untersuchten Wundinfektionen war somit ein spezifischer, von außen in den Körper eingedrungener parasitärer Organismus verantwortlich, den er *Microsporon septicum* nannte. Dieser löste dann die pathologischen Veränderungen des Körpers – die Eiter- und Fiebererscheinungen – aus; Die Bezeichnung *Microsporon septicum* zeigt, dass er alle Mikroorganismen für unterschiedliche Entwicklungsstufen eines Pilzwesens hielt. Vgl.: Gradmann 2005, S.63.

[29] Gradmann 2005, S.65.

von ihm selbst entwickelte Technik der fraktionierten Kultur.[30] Zunächst müssten die Organismen von Krankheitsprodukten gereinigt bzw. isoliert werden, dann außerhalb des Körpers gezüchtet und zuletzt auf Tiere übertragen werden, um den Beweis eines Organismus als Krankheitsursache zu erbringen.[31] Diese Forderungen werden heute als Vorläufer eines Teils der Koch´schen Postulate gesehen.[32]

Neben den Forschungen innerhalb der verschiedenen Disziplinen waren es vor allem neu entwickelte Techniken, die für die medizinische Bakteriologie bedeutsam waren. Hierzu gehören die schon oben erwähnten Techniken aus Breslau und die Methode der fraktionierten Kultur. Außerdem wurde die von Gustav Fritsch (1838-1927) entwickelte Mikrophotographie zu einer wichtigen Voraussetzung für das Forschen am lebenden Krankheitserreger.[33] Auch die Zunahme und Akzeptanz von tierexperimentellen Methoden und Arbeiten ab den 1860er Jahren, vor allem im Bereich der experimentellen Pathologie, war eine wichtige Voraussetzung für die folgende bakteriologische Forschung.[34]

2.3. Die medizinische Bakteriologie

Für diesen Teil des Kapitels Bakteriologie wird ein biographischer Ansatz gewählt, da es wie oben bereits erwähnt nicht möglich ist, eine vollständige Darstellung der Bakteriologiegeschichte zu leisten. Durch diese Art der Darstellung soll jedoch nicht der Eindruck erweckt werden, dass der Aufstieg der Bakteriologie zur Leitdisziplin allein durch diese Wissenschaftler getragen wurde. Es gab noch eine Vielzahl anderer Forscher, die einen großen Beitrag geleistet haben, im Rahmen dieser Arbeit jedoch nicht behandelt werden können.[35]

Louis Pasteur (1822-1895)

Der Chemiker und spätere Bakteriologe Louis Pasteur[36] legte durch seine Forschungen zum Problem der Gärung und Fäulnis einen der Grundsteine der modernen Bakteriologie. Ihm gelang es durch eine 1861 durchgeführte Studie die *Lehre von der Urzeugung* experimentell zu widerlegen. Er konnte zeigen, dass bei Gärung oder Fäulnis auf jeden Fall Keime vorhanden sein müssen bzw. von außen hinzutreten müssen, damit Zersetzungsprozesse ablau-

---

30 Carter, K. (1991): Pasteur´s Concept of Disease Caution and the Emergence of Specific Causes in Nineteenth-Century. In: Bulletin of the history of medicine 65 (4). Baltimore, S.545.

31 Berger 2009, S.36.

32 Grüntzig/Mehlhorn 2010, S.142; Gradmann 2005, S.66; Carter 1991, S.545.

33 Gradmann 2005, S.79.

34 Gradmann 2005, S.72.

35 Für das Deutsche Kaiserreich sind es vor allem Emil Behring (1854-1917) und Paul Ehrlich (1854-1915), die sich mit der Immunisierung beschäftigten. Dazu: Leven 1997, S.102-105.

36 Pasteur selbst bezeichnete die Disziplin als Mikrobiologie. Vgl.: Leven 1997, S.102.

fen. Somit hatte er den Beweis erbracht, dass die Keime die notwendige Ursache der beobachteten Prozesse waren und verhalf der *Keimtheorie (théorie des germes)* zum Durchbruch.[37]

Schon früh interessierte sich Pasteur auch für menschliche Infektionskrankheiten und begann ab 1859 die Forschungen von Kollegen zu kommentieren. Er selbst betrieb systematische Studien zu diesem Thema ab den frühen 70er Jahren des 19. Jahrhunderts.[38] Durch seine Forschungen verhalf Pasteur dem Konzept der notwendigen Ursache hinsichtlich der Infektionskrankheiten endgültig zum Durchbruch. So wurde er im März 1873, wohlgemerkt als Nicht-Mediziner, in die *Académie de Médicine* aufgenommen, wobei seine *Keimtheorie* zu diesem Zeitpunkt noch nicht allgemein akzeptiert war.[39]

Pasteur wollte jedoch beweisen, dass der spezifische Erreger nicht nur die notwendige, sondern auch hinreichende Ursache für Infektionskrankheiten sei. Zu diesem Zweck machte er ab 1876 Versuche mit rein gezüchteten Kulturen, mit denen er die Krankheiten experimentell erzeugte.[40] Im Jahr 1877 gelang es ihm, zu zeigen, dass der *Anthraxbazillus* sowohl die notwendige als auch die hinreichende Ursache für Milzbrand darstellte. Pasteur behauptete, Koch hätte dies in seiner ein Jahr zuvor erschienen Publikation nicht vollständig bewiesen. Damit war die Jahre andauernde Kontroverse zwischen Koch und Pasteur geboren.[41]

Louis Pasteur reichte die rein theoretische Erforschung von Infektionskrankheiten nach einiger Zeit nicht mehr aus. Er wollte seine Arbeit möglichst schnell praktisch nutzbar machen und erprobte 1881 in einem Feldversuch in Pouilly-le-Ford die von ihm entwickelten *Anthraxvakzine* an Schafen. Er fand heraus, dass Schafe die geimpft waren, sich als unempfindlich gegenüber Wildinfektionen zeigten.[42] Pasteur beschäftigte sich nun also verstärkt mit der Immunisierung, einschließlich der Impfung, die selbstverständlich auf Individuen ausgerichtet war.[43] Hierzu zählen auch seine Studien zur Tollwut. Hier gelang es ihm die an Schafen erprobte Technik der Immunisierung auch beim Menschen anzuwenden. 1885 wurde der von Pasteur entwickelte Impfstoff gegen Tollwut erstmals erfolgreich an einem infizierten Jungen eingesetzt.[44]

---

37 Leven 1997, S.97; Carter 1991, S.530-532.
38 Carter 1991, S.536.
39 Leven 1997, S.97.
40 Carter 1991, S.540.
41 Leven 1997, S.97. Die Kontroverse Koch-Pasteur. Ebd., S.101.
42 Leven 1997, S.97.
43 Leven 1997, S.102. Koch dagegen setzte vor allem auf bakteriologische Überwachung, Anzeigepflicht usw. und nahm die Bevölkerung als Gruppe in den Blick. Ebd., S.102.
44 Leven 1997, S.97.

Mit diesem spektakulären Erfolg wuchs auch das Ansehen Pasteurs in Frankreich. So wurden im November 1888, als das eigens für ihn errichtete *Institut Pasteur* eingeweiht wurde, Spendeneingänge von über zwei Millionen Francs registriert.[45] Doch nicht erst zu diesem Zeitpunkt wurde Pasteur ein ungeheures Vertrauen entgegengebracht. Jede Entdeckung Pasteurs wurde direkt mit einem Sieg gegen die Bakterien gleichgesetzt, obwohl die praktische Verwertbarkeit noch lange nicht bewiesen war. So schrieb Richet nach Pasteurs Versuchen in Pouilly-le-Fort enthusiastisch in der *Revue Scientifique*: *„Bald wird Anthrax nur noch eine Erinnerung sein."* Dies ist nur eine von vielen Aussagen der 1880er Jahre, die die Anerkennung Pasteurs als Forscher und Retter illustrieren.[46]

Louis Pasteur wurde innerhalb dreier Jahrzehnte einer der berühmtesten Forscher Frankreichs. Mit seinen Forschungen zu den Krankheiten des Bieres, des Weines und der Seidenraupe und den danach vorgelegten Lösungen gelang es ihm ganze Industriezweige in Frankreich zu retten. Hier sei nur das von ihm in den 1860ern entwickelte Konzept des Pasteurisierens als Beispiel genannt. Zudem wurde Pasteur von der französischen Öffentlichkeit als Forscherpersönlichkeit gefeiert, die das Prestige der Nation aufwertete. Frankreich konkurrierte nach dem Deutsch-Französischen Krieg 1870/71 in allen Bereichen mit Preußen. Pasteur selbst bildete da keine Ausnahme. So gab er nach dem Krieg die ihm 1868 verliehene Ehrendoktorwürde der Universität Bonn zurück und lehnte den preußischen Orden *Pour le Mérite* bis zu seinem Tod ab.[47]

Robert Koch (1843-1910)

Robert Kochs Beschäftigung mit Infektionskrankheiten begann bereits während seiner Zeit als Kreisphysikus in Wollstein (1872-1880). Ihm war aufgefallen, dass die meisten Schafe in der Region dem Milzbrand erlagen. Da es für ihn keine große Kluft zwischen Tier- und Humanmedizin gab, sah er hier die Chance experimentelle Seuchenforschung an Tieren zu betreiben und die Ergebnisse möglicherweise für die Humanmedizin nutzbar zu machen.[48] Robert Kochs Leistung bei der Erforschung des Milzbrandes liegt vor allem darin, dass er

---

[45] Geison, G. (2007).: Organisation, Produkte und Marketing im Unternehmen Louis Pasteur. In: Sarasin, Ph./Berger, S./Hänseler, M./Sporri, M. (Hrsg.): Bakteriologie und Moderne. Studien zur Biopolitik des Unsichtbaren 1870-1920. Frankfurt am Main, S.229.

[46] Latour, B. (2007): Krieg und Frieden. Starke Mikroben – schwache Hygieniker. In: Sarasin, Ph./Berger, S./Hänseler, M./Sporri, M. (Hrsg.): Bakteriologie und Moderne. Studien zur Biopolitik des Unsichtbaren 1870-1920. Frankfurt am Main, S.133.

[47] Geison 2007, S.236.; Leven 1997, S.97.

[48] Grüntzig / Mehlhorn 2010, S.136/37; Koch und Pasteur waren jedoch nicht die Ersten, die Forschungen zum Thema Milzbrand betrieben. Bereits 1863 und 1865 veröffentlichte der Franzose Casimir-Joseph-Davaine (1812-1882) seine Erkenntnisse über den Milzbrand. Dieser hatte bereits das Vorkommen sowie die Übertragbarkeit des für den Milzbrand verantwortlichen *Anthraxbazillus* beschrieben. Vgl.: Leven 1997, S.98.; Gradman 2005, S.72/73.

erklären konnte, wie eine Übertragung des Bazillus möglich war, obwohl im Blut erkrankter Tiere teilweise gar keine Bazillen zu finden waren.[49]

Diese Tatsache hatten Vertreter der *Bodentheorie* oder *Miasmentheorie* bereits als Erfolg verbucht, da dadurch wieder große Zweifel an der Theorie des einen Krankheitserregers aufgekommen waren.[50] Koch jedoch konnte in seinen Studien nachweisen, dass sogenannte *Endosporen,* welche im Generationszyklus der Bakterien vorkommen, für die Übertragung verantwortlich sind.[51] Diese zeigten sich wie die von Cohn untersuchten Dauersporen des *Bazillus subtilis* unempfindlich gegenüber Austrocknung und Nässe.[52] So war es möglich, dass an Milzbrand gestorbene Schafe, welche auf der Weide begraben waren, noch nach Jahren Infektionen auslösen konnten.[53] Mit dem Nachweis der *Endosporen* hatte Koch die Lücke in der Erregertheorie geschlossen, welche zuvor immer als Angriffsfläche von den Gegnern genutzt worden war.[54]

Im April 1876 reiste Koch auf Einladung des Direktors J.F. Cohn nach Breslau, um seine Ergebnisse zum Milzbrand im Pflanzen-physiologischen Institut zu demonstrieren. Hier knüpfte Koch wichtige Kontakte und erlernte von Carl Weigert (1845-1904) die aktuellen Methoden der experimentellen Pathologie, dessen führender Vertreter in Deutschland Julius Cohnheim war, der auch zur „Breslauer Gruppe" gehörte. Hier sind vor allem die Tierversuche, die Mikrophotographie sowie die von Weigert selbst entwickelte Bakterienfärbung in Gewebsschnitten mittels Anilinfarbe zu nennen.[55]

Als nächstes beschäftigte sich Robert Koch in den Jahren 1877/78 mit dem Problem der Wundinfektion. Das von ihm aufgestellte Modell basierte auf zwei Voraussetzungen: der Aussagefähigkeit des Tiermodells einerseits und der Stabilität der bakteriellen Spezies anderseits.[56] In seinem Labor in Wollstein hatte Koch das Blut von infizierten Mäusen untersucht und andere Tiere damit infiziert, ohne jedoch unter seinem Mikroskop Bazillen entdecken zu können. Erst durch eine neue Beleuchtungsvorrichtung für Mikroskope, die von Ernst Abbé (1840-1905) entwickelt wurde, war es Koch möglich, die Bazillen zu identifizieren. So entdeckte er in schneller Folge die Erreger der fünf wichtigsten Wundinfektionskrankheiten: *Septikämie, Pyämie, progressive Eiterung, Gangrän und Erysipelas.*[57]

---

[49] Gradmann 2005, S.73.
[50] Berger 2009, S.37.
[51] Grüntzig/Mehlhorn 2010, S.141.
[52] Gradmann 2005, S.73-76.
[53] Berger 2009, S.37.
[54] Leven 1997, S.98.
[55] Gradmann 2005, S.77/78.
[56] Gradmann 2005, S.91.
[57] Grüntzig/Mehlhorn 2010, S.144/45.

Durch die Unterstützung der „Breslauer Gruppe“, vor allem durch den Pathologen Julius Cohnheim, wurde Koch im März 1880 zum außerordentlichen Mitglied des Kaiserlichen Gesundheitsamtes ernannt, ohne jedoch eine Stelle inne zu haben.[58] Am 5. Juli 1880 wurde Robert Koch, welcher zuvor vom Kaiser zum *Kaiserlichen Regierungsrat* ernannt wurde, dann ordentliches Mitglied des Kaiserlichen Gesundheitsamtes und übernahm dort die Leitung des neu eingerichteten kleinen bakteriologischen Labors. Kurze Zeit später wurden ihm Friedrich Loeffler (1852-1915) und Georg Gaffky (1850-1918) als Assistenten zugeteilt und das Labor wurde in größere Räumlichkeiten verlegt.[59]

Neben der Erforschung neuer Krankheitserreger war das Problem der Sichtbarmachung von Bakterien eines der Hauptfelder der Koch´schen Forschung. Bei seinen Arbeiten zur Wundinfektion nutzte er noch Zeichnungen, um seine Ergebnisse darzustellen. Diese waren nach Koch jedoch: *„niemals naturgetreu,... und immer schöner als das Original.“*[60] Koch nutzte sein in Breslau erlerntes Wissen zur Mikrophotographie, um die Bakterien, die er mittels Färbung unter dem Mikroskop gut zu sehen vermochte, einem breiten Publikum zugänglich zu machen. Robert Koch war der erste Forscher, der Mikrophotographien von Bakterien publizierte und damit der Bakteriologie auf ihrem Siegeszug zur Leitdisziplin einen großen Dienst erwies. Bakterien, die auch schon in den Jahrhunderten zuvor Krankheiten erzeugt hatten, wurden durch diese Technik sichtbar und damit zur Realität. Ihre Existenz konnte nicht mehr verleugnet werden und rückte ins Bewusstsein der gebildeten Bevölkerung, für die es in den folgenden Jahren unabdingbar wurde, über Bakterien und ihre Auswirkungen informiert zu sein.[61]

In den Jahren um 1880 wurden in schneller Folge eine Reihe von Erregern der wichtigsten Infektionskrankheiten identifiziert und benannt: *Neisseria gonnorrhoae* (1879), *Salmonella typhi* (1880), *Streptococcus* (1882), *Mycobacterium tuberculosis* (1882), *Vibrio cholerae* (1883), *Corynebacterium diphteriae* (1884) und *Clostridium tetani* (1884). Zu diesem Zeitpunkt hatte sich das pathogene Bakterium als notwendige Ursache der Infektionskrankheiten durchgesetzt und stand nun im Fokus der Medizin wie auch der Öffentlichkeit.[62]

---

[58] Berger 2009, S.44.

[59] Grüntzig/Mehlhorn 2010, S.145/46. Ab 1881 publizierten Koch und seine Mitarbeiter die „Mitteilungen aus dem Kaiserlichen Gesundheitsamt“. Im ersten Band waren sowohl seine eigenen Arbeiten über pathogene Organismen und die Ätiologie des Milzbrandes vertreten wie auch Beiträge zur Milchkontrolle und Desinfektion. Ab 1886 wurden dann die neuesten bakteriologischen Forschungen des Amtes in den „Arbeiten aus dem kaiserlichen Gesundheitsamt“ präsentiert und erlangten schnell große Aufmerksamkeit und Ansehen. Vgl.: Berger 2009, S.45.

[60] Leven 1997, S.99.

[61] Leven 1997, S.99/100. Ebenfalls in diesem Werk, auf S.100, befinden sich Beschreibungen neuer Techniken, wie das züchten von Reinkulturen auf Platten, sowie Kochs Beschäftigung mit Fragen der Sterilisation mit Hilfe von Hitze und Dampf, welche im Rahmen dieser Arbeit erst bei der Analyse der Fachzeitschriften zur Sprache kommen.

[62] Berger 2009, S.40/41.

Als besonders bedeutsam wurde der von Koch 1882 entdeckte *Tuberkelbazillus* empfunden, da Tuberkulose die epidemiologisch gesehen wichtigste Infektionskrankheit des 19. Jahrhunderts war. Für seine Arbeiten auf diesem Gebiet erhielt er im Jahr 1905 den Nobelpreis, was die immense Bedeutung seiner Entdeckung noch einmal unterstreicht. Auch die Deutsche Gesellschaft für Kinderheilkunde würdigte Kochs Verdienste bei der Bekämpfung der Tuberkulose sowie seine Vorreiterrolle bei der Sichtbarmachung von pathogenen Bakterien. Auf ihrer Festsitzung zum 25jährigen Bestehen der Gesellschaft, am 22.September 1908 in Köln, wurde Koch als „Nicht-Pädiater“ zum Ehrenmitglied ernannt, da: *„nächst den operativen Fächern kein anderes Gebiet so großen Nutzen an der Kenntnis der pathogenen Bakterien und ihrer Lebensbedingungen gezogen hat, als die Kinderheilkunde.“*[63]

Während seiner Beschäftigung mit dem *Tuberkelbazillus* entwickelte Koch die sogenannten Koch´schen Postulate, welche von seinem Schüler Friedrich Loeffler den uns heute bekannten Namen erhielten.[64] In seinem Artikel zur Tuberkulose, der in der Berliner Klinischen Wochenzeitschrift erschien, beschrieb Koch die Anforderungen zum Nachweis so:

> „Um zu beweisen, daß die Tuberkulose eine durch Einwanderung der Bazillen veranlasste und in erster Linie durch das Wachstum und die Vermehrung derselben bedingte parasitische Krankheit sei, mußten die Bazillen vom Körper isoliert, in Reinkulturen so lange fort-gezüchtet werden, bis sie von jedem etwa noch anhängenden, dem tierischen Organismus entstammenden Krankheitsprodukt befreit sind, und schließlich durch Übertragung der isolierten Bazillen auf Tiere dasselbe Krankheitsbild der Tuberkulose erzeugt werden, welches erfahrungsgemäß durch Impfung mit natürlich entstandenen Tuberkelstoffen erhalten wird.“[65]

Mit der Entdeckung des *Tuberkelbazillus* war der junge Kaiserliche Regierungsrat plötzlich weltberühmt.[66] Selbst Rudolf Virchow, der Koch bei seiner Präsentation der Milzbrandstudie 1878 in der Charité-Klinik noch hämisch belächelt hatte,[67] musste nun einräumen, dass das *Tuberkelbakterium* in ätiologischer Hinsicht von Bedeutung war.[68] Kurze Zeit nach der Vorstellung des *Tuberkelbazillus* wurde Koch als Anerkennung für seine Leistungen der Titel *Kaiserlich Geheimer Regierungsrat* verliehen. Dies geschah durch den König von

---

63 Gradmann 2005, S.105; Seidler, E. (1983): Pädiatrie im Aufbau – Entwicklung und Gestalt. In: Schweier, P. / Seidler, E.: Lebendige Pädiatrie. München, S.40. Ebenfalls zum Ehrenmitglied ernannt wurden an diesem Tag die Bakteriologen Emil von Behring und Paul Ehrlich sowie der Stoffwechselforscher Max Rubner. Als Begründung wurde angegeben, dass „ohne deren Arbeit der machtvolle wissenschaftliche Aufschwung der Pädiatrie undenkbar gewesen wäre.“Ebd., S.40.

64 Berger 2009, S.39. Hier sind auch die Koch´schen Postulate nach Thomas Schlich abgedruckt, welche aus Platzgründen hier nicht extra aufgeführt werden.

65 Leven 1997, S.100

66 Grüntzig/Mehlhorn 2010, S.147.

67 Grüntzig/Mehlhorn 2010, S.145.

68 Gradmann 2005, S.122.

Preußen und Deutschen Kaiser Wilhelm I. am 21. Juni 1882 und zeigt, wie hoch angesehen Robert Koch zu dieser Zeit war.[69]

Im Jahr 1883 brach Robert Koch mit seinen Assistenten Georg Gaffky und Bernhard Fischer (1852-1915) auf, um in Ägypten die Cholera zu erforschen. Die deutsche Choleraexpedition fand zeitgleich mit Pasteurs Reise nach Ägypten statt, wo dieser ebenfalls die Cholera studieren wollte.[70] Diese Zeitgleichheit war beabsichtigt, da weder Frankreich noch das Deutsche Kaiserreich auf das Ansehen, das es beim Besiegen der Cholera zu erlangen gab, verzichten wollten. Dieser Wettlauf wurde durch Reiseberichte in den Heimatländern noch verstärkt und verschafften Koch und somit auch der Bakteriologie ein gesteigertes Interesse der Öffentlichkeit.[71] Koch und seinen Mitarbeitern gelang es zwar den Keim zu isolieren, sie konnten ihn jedoch nicht auf Tiere übertragen.[72] Koch konnte allerdings durch epidemiologische Beobachtungen erklären, dass der Keim nicht direkt übertragen wurde, sondern sich durch das Trinkwasser verbreitete. Pasteur musste ohne Ergebnis nach Frankreich zurückkehren, da sein Assistent Louis Thuillier (1856-1883) verstarb und die Expedition darauf hin abgebrochen wurde.[73]

Nach seiner Rückkehr im Mai 1884 erhielt Robert Koch von Kaiser Wilhelm I. den Kronen Orden 2. Klasse sowie eine Dotation von 100.000 Mark für seine Leistungen zur Erforschung der Cholera. Kurze Zeit später wurde er von der Regierung zum Mitglied der *Preußischen wissenschaftlichen Deputation für das Medizinalwesen* berufen und am 11. Juni 1884 zum Mitglied des preußischen Staatsrates.[74]

Es gab jedoch auch kritische Stimmen, welche Kochs Ergebnisse in Zweifel zogen. Hier ist vor allem Max von Pettenkofer (1818-1901) zu nennen, der selbst viel zur Cholera forschte und zu den sogenannten *Lokalisten* gehörte, welche die Lehre von der einen entscheidenden Krankheitsursache ablehnten und die zeitliche wie örtliche Disposition hervorhoben. Pettenkofer, der als erster Professor für Hygiene (in München 1847-1894) eine gute Reputation vorweisen konnte, sprach der Bakteriologie ihren praktischen Nutzen ab, da die Hygieniker bereits durch reine Beobachtung der Verbreitung wirksame Strategien zur Bekämpfung abgeleitet hätten. Die Bakteriologie hätte nur klargestellt, dass es sich beim *Miasma* nicht um

[69] Grüntzig/Mehlhorn 2010, S.148.
[70] Leven 1997, S.101.
[71] Gradmann 2005, S.292.
[72] Dies hätte ja nach Kochs eigenen Anforderungen eigentlich funktionieren müssen, um die Gewissheit zu haben, dass es sich beim gefundenen Keim wirklich um den Erreger der Cholera handelte.
[73] Leven 1997, S.101.
[74] Grüntzig/Mehlhorn 2010, S.186-188.

eine gasförmige Substanz handele, sondern um Mikroorganismen. Dadurch sei jedoch die zeitliche und lokale Disposition nicht weniger ausschlaggebend.[75]

Im Reich jedoch gewann die Koch´sche Sichtweise immer mehr Anhänger. 1885 wurde er zum Leiter des neu geschaffenen Hygiene-Instituts in Berlin berufen. Er erhielt den Titel eines *Geheimen Medizinaltrates* und wurde Mitglied des Reichsgesundheitsrates.[76] Koch hatte den Lehrstuhl für Hygiene in Berlin eigentlich nicht angestrebt. Er hatte versucht, mit Unterstützung der preußischen Kultusbehörde, Direktor eines Reichsinstituts für Bakteriologie zu werden. Diesen Plan konnte er aber nicht durchsetzen. Für die bakteriologische Hygiene war die Besetzung des Lehrstuhls durch Koch wichtig, da sie dadurch zum universitären Lehrfach wurde und sich als eigenständige Disziplin weiterentwickeln konnte. Ein weiteres Problem der deutschen Bakteriologen dieser Zeit stellte die praktische Verwertbarkeit der identifizierten Erreger dar. Die Koch´sche Schule hatte, anders als die Pasteurs noch keine spezifische anti-bakterielle Therapie vorzuweisen.[77]

Im Jahr 1890 war es dann soweit. Koch verkündete auf dem 10. Internationalen Medizinischen Kongress in Berlin er habe ein Mittel entdeckt, welches imstande sei, die Tuberkulose zu stoppen. Er selbst hatte zuvor noch Zweifel an seinen Ergebnissen geäußert und wollte diese zunächst gar nicht präsentieren, wurde jedoch von Kultusminister Gustav Gossler (1838-1902) aufgrund des anwesenden internationalen Publikums dazu gedrängt.[78] Koch äußert sich diesbezüglich auch in seinem Vortrag auf dem oben genannten Kongress:

> „[...] Aus diesen Versuchen möchte ich vorläufig keine weiteren Schlüsse ziehen, als daß die bisher mit Recht bezweifelte Möglichkeit, pathogene Bakterien im lebenden Körper ohne Benachteiligung des letzteren unschädlich zu machen, damit erwiesen ist. (...) Es eröffnet sich damit ein vielverheißendes Arbeitsfeld mit Aufgaben, welche es

---

75 Weyer-von Schoultz, M. 2006, S.234-239; Max von Pettenkofer unternahm nach der Cholera Epidemie 1892 in Hamburg gar einen Selbstversuch um die *Kontagionisten* zu diskreditieren. Die Untersuchungen in Hamburg hatten ergeben, dass der Keim sich, wie von Koch postuliert, über das Trinkwasser verbreitete. Pettenkofer sah sich mit seiner Theorie ins Abseits gedrängt und unternahm den genannten Selbstversuch. Er selbst erkrankte nicht, sein Mitarbeiter Rudolf Emmerich (1852-1914) erkrankte zwar schwer, überlebte den Versuch aber auch. Pettenkofer meinte damit sei die Koch´sche Theorie widerlegt und bestand Zeit seines Lebens auf die Richtigkeit der Bodentheorie. Ebd., S.245-260; In Berlin wurde das Experiment lediglich zur Kenntnis genommen, die Erklärung für die unterschiedlichen Reaktionen auf die Einnahme der Cholerakulturen hatte man hier bereits zur Hand. Man bezog jetzt die individuelle Disposition in die Erklärung von Infektionskrankheiten mit ein, wonach jeder Mensch unterschiedliche Abwehrkräfte gegen das „Gift" der Cholerabazillen besaß. Vgl.: Grüntzig/Mehlhorn 2010, S.194; Koch hatte die individuelle Disposition zuvor nicht einbezogen, so das hier eine Erweiterung des Denkstils stattfand. Ab den 1890ern wendetet sich Koch nun auch verstärkt der Epidemiologie zu und begründete die bakteriologische Epidemiologie.Vgl.: Berger 2009, S.109-116; Silvia Bergers Kapitel Dissonanz, S.91-170, im oben genannten Werk gibt einen guten Überblick zur Entwicklung des Denkstils innerhalb der Bakteriologie, worauf im Rahmen dieser Arbeit nicht umfassend eingegangen werden kann.

76 Grüntzig/Mehlhorn 2010, S.190.

77 Gradmann 2005, S.135/36.

78 Grüntzig/Mehlhorn 2010, S.220.

> wert sind, den Gegenstand eines internationalen Wettstreits der edelsten Art zu bilden. Schon jetzt die Anregung zu weiteren Versuchen nah dieser Richtung zu geben, war einzig und allein der Grund, daß ich, von meiner sonstigen Gewohnheit abweichend, über noch nicht abgeschlossene Versuche eine Mitteilung gemacht habe.“[79]

Die Presse aber jubelte, trotz aller Vorsichtsmaßnahmen: „Robert Koch besiegt die Tuberkulose.“[80] Ab November 1890 wurde das Mittel *Tuberkulin* dann verkauft und die Hoffnungen, welche Koch bei den Menschen geweckt hatte, schienen erfüllt. Im Winter 1890/91 reisten unzählige Tuberkulosekranke nach Berlin, um sich mit dem neuen Mittel behandeln zu lassen.[81] Die anfängliche Euphorie über die Entdeckung eines Heilmittels gegen die Tuberkulose schlug jedoch bald in Skepsis um, da die zu erwartenden Behandlungserfolge ausblieben. Rasch war die Rede vom *„Tuberkulin-Schwindel“*. Es wurde behauptet, Koch wolle sich nur bereichern und hätte selbst gewusst, dass das Mittel nicht wirkte. Koch hatte zwar versucht Profit aus der Herstellung des *Tuberkulins* zu schlagen, war aber wohl trotz allem von der Heilwirkung überzeugt und versuchte es weiterhin zu verbessern. Zudem wurde *Tuberkulin* zwar nicht zum Heilmittel, es konnte jedoch zur Identifizierung des Tuberkelbazillus genutzt werden und wurde somit zum bakteriologischen Instrument.[82] Im Jahr 1891 wurde Koch endlich auch Direktor des von ihm schon 1885 gewünschten Instituts für Infektionskrankheiten.[83] Im Institut arbeiteten dann bis zu 20 Assistenten mit Koch zusammen, darunter Emil von Behring (1854-1917) und Paul Ehrlich (1854-1915).[84]

Die euphorische Reaktion der Presse auf Kochs Forschungen illustriert die Stellung der Bakteriologie um 1890 im Kaiserreich. Die Forscher der Zeit allen voran Robert Koch, waren der Öffentlichkeit wohl bekannt und wurden als Kämpfer gegen die „tödlichen Geißeln der Menschheit“ verehrt.[85] Ein Grund dafür war, dass die populär-wissenschaftliche Naturkunde Ende des 19. Jahrhunderts ein essentieller Bestandteil des bürgerlichen Bildungskanons darstellte, wobei vor allem das Wissen um die unsichtbaren Kleinstorganismen als unverzichtbar galt.[86] Die Furcht vor Bakterien war um die Jahrhundertwende sehr verbreitet. Sie wurden als Feinde der Menschheit gesehen und auch so postuliert, während ihre nützli-

---

[79] Koch, R. (1890): Über bakteriologische Forschung.(Verhandlungen des X. Internationalen Medizinischen Kongress. Berlin). In: Schwalbe, J. (Hrsg.) (1912): Gesammelte Werke von Robert Koch 1. Leipzig, S.660.

[80] Grüntzig/Mehlhorn 2010, S.221.

[81] Grüntzig/Mehlhorn 2010, S.224.

[82] Gradmann 2005, S. 159. Zur Bereicherung am Heilmittel Tuberkulin. Ebd., S.150/51.

[83] Gradmann 2005, S.156. Dafür musste Koch jedoch auf seine Privatpraxis verzichten, das Patentrecht für entwickelte Produkte abgeben sowie auf das von ihm gewünschte Tuberkulin-Forschungsinstitut verzichten. Ebd., S.156.

[84] Leven 1997, S.101; Emil von Behring erhielt 1901 den Nobelpreis der Medizin für seine Arbeiten zur Serumtherapie, besonders für deren praktische Anwendung gegen Diphtherie. Ebd., S.102; Paul Ehrlich erhielt 1908 zusammen mit dem russischen Zoologen Ilya Jillich Metschnikow (1845-1916) den Nobelpreis für seine „Seitenketten-Theorie“. Ebd., S.105.

[85] Sarasin 2007, S.33-35.

[86] Berger 2009, S.78.

chen Funktionen (z.B. bei der Gärung) kaum kommuniziert wurden.[87] So ist es nicht verwunderlich, dass Forscher wie Robert Koch, die es geschafft hatten Bakterien zu identifizieren und auch noch durch mikrophotographische Verfahren für die Allgemeinheit sichtbar zu machen, als glorreiche Krieger gegen die feindlichen Bakterienheere verehrt wurden und gar Erlösungsphantasien wie im Falle des Tuberkulin auslösten.[88]

Die politischen Möglichkeiten, die sich aus einem neuem Krankheitskonzept ergeben, sollten bei der historischen Analyse immer mitgedacht werden. So war es durch das bakteriologische Konzept der *einen Krankheitsursache* möglich, die staatliche Gesundheitsaufsicht auszubauen und so in die persönlichen Freiheiten des einzelnen Bürgers systematisch einzugreifen. Dazu gehören vor allem: Grenzkontrollen, Quarantäne sowie invasive Isolations- und Desinfektionsprogramme.[89] Außerdem war es, wie auch die Vorstellung des *Tuberkulin* zeigt, für das Prestige der Nation ungeheuer wichtig, als Erster mit einem Heilmittel bzw. Medikament aufwarten zu können, um die wissenschaftliche Fortschrittlichkeit zu demonstrieren und einen Vorsprung gegenüber anderen Staaten zu haben.[90] Diese Rivalität mit anderen Nationen zeigt sich auch bei der Bekämpfung der Säuglingssterblichkeit, welche in engem Zusammenhang mit der Qualität der künstlichen Ernährung der Säuglinge steht, die im folgenden Kapitel näher beleuchtet wird.

[87] Berger 2009, S.79/80.

[88] Sarasin 2007, S.35. Im selben Sammelband befindet sich der Aufsatz von Christoph Gradmann: Unsichtbare Feinde. Bakteriologie und politische Sprache im deutschen Kaiserreich, S.327-353. In diesem Aufsatz wird die Übernahme von Begriffen aus der Kriegsführung durch die Bakteriologie analysiert, sowie das Verhältnis Politik und Wissenschaft.

[89] Berger 2009, S.49.

[90] Diese Rivalität wurde dann im ersten Weltkrieg besonders deutlich, da die Massenmobilmachung den Ausbruch von Seuchen wahrscheinlich machte und präventive Strategien von Bakteriologen hier einen entscheidenden Vorteil zu bringen versprachen. Dazu: Berger 2009, S.171-185.

3. Der Säugling im Fokus der Medizin

In der heutigen Zeit stellt die Ernährung von Säuglingen, zumindest in den entwickelten Industrienationen, kein großes Problem dar. Ob nun gestillt oder künstlich ernährt, die Überlebenschancen sind in Deutschland nahezu deckungsgleich. Die Säuglingssterblichkeit in der Bundesrepublik lag in den letzten Jahren bei 4,1 Todesfällen pro 1000 Neugeborenen. In den Nachbarländern sind die Zahlen ähnlich gering.[91] Im ausgehenden 19. Jahrhundert sah die Lage jedoch anders aus und im Kaiserreich wurden schnell die niedrigen Stillquoten mit der einhergehenden künstlichen Ernährung als Ursache für die hohe Säuglingssterblichkeit ausgemacht.[92] Doch wie sah die Ernährung der Säuglinge, welche keine Muttermilch erhielten, eigentlich aus und welchen Veränderungen war sie unterworfen?

3.1. Stillquote und Säuglingssterblichkeit im Kaiserreich

Von besonderer Bedeutung ist die Entwicklung der Stillquote um verifizieren zu können, wie viele Säuglinge überhaupt von der künstlichen Ernährung betroffen waren. Zunächst muss jedoch erwähnt werden, dass für den genannten Untersuchungszeitraum keine einheitlichen Statistiken vorliegen. Die Stadt Berlin soll hier als Referenz dienen, da die Stillquoten dieser Stadt im Rahmen einer Volkszählung erfasst wurden. Hier lässt sich ein Rückgang der gestillten Säuglinge ausmachen. Im Jahr 1885 wurden in Berlin 55,2 Prozent der Säuglinge von ihrer Mutter gestillt, von einer Amme wurden dagegen nur 2,7 Prozent ernährt. 6,7 Prozent der Säuglinge erhielten in diesem Jahr Muttermilch mit zusätzlicher Beinahrung und 33,9 Prozent wurden nur mit Tiermilch aufgezogen. Im Jahr 1910 hatte sich das Bild verändert, nun wurden 62,6 Prozent der Säuglinge ausschließlich mit Tiermilch ernährt, 3,7 Prozent erhielten Muttermilch und Beinahrung, 30,5 Prozent wurden weiter von ihrer Mutter ernährt während nur noch 0,4 Prozent Ammenmilch erhielten. Es gab jedoch auch Städte wie München, welche in traditionellen Nichtstill-Gebieten lagen, wo die Stillquoten noch geringer ausfielen. Nach Angaben des dortigen Kinderkrankenhauses wurden in den Jahren 1861-69 78,3 Prozent der Säuglinge niemals gestillt, zwischen 1879-86 stieg die Zahl dann sogar auf 86,4 Prozent.[93]

---

91 Statistisches Bundesamt (2010): Statistisches Jahrbuch 2010, Tabelle A.2.2. Indikatoren zur Bevölkerungsentwicklung in ausgewählten Ländern. Onlineversion: http:/www.destatis.de/jetspeed/portal/cms/Sites/destatis/Internet/DE/Content/Statistiken/Internationales/InternationaleStatistik/Thema/BevoelkerungArbeitSoziales/Demografie/TabJahrbuch0202,property=file.pdf. Abruf am 02.04.2011.

92 Thomas 1994, S.58; Orland, B. (2004): Wissenschaft, Markt und Erfahrung. „Natürliche" versus „künstliche" Säuglingsernährung im 19. Jahrhundert. In: Bos, M./Vincenz, B./Wirtz, T. (Hrsg.): Erfahrung: Alles nur Diskurs? Zur Verwendung des Erfahrungsbegriffes in der Geschlechtergeschichte. Zürich Chronos, S.293.

93 Vögele 2009, S.71.

Allgemein ist anzumerken, dass die Stillquoten regional sehr unterschiedlich waren und eine hohe Anzahl künstlich ernährter Kinder meist mit einer hohen Säuglingssterblichkeit einherging. Dies gilt auch im Vergleich zu England, wo fast 90 Prozent der Säuglinge in den Städten gestillt wurden und die Sterblichkeit im ersten Lebensjahr deutlich unter den deutschen Werten lag.[94] Die Haupttodesursache der Säuglinge im 19. Jahrhundert waren dementsprechend vor allem ernährungsbedingte Magen- und Darmerkrankungen. Im Jahr 1887 waren in den preußischen Städten 73 Prozent der Todesfälle im ersten Lebensjahr dieser Kategorie zuzuordnen, während es 1905 immerhin noch 57 Prozent waren.[95]

Trotz des Anstiegs der künstlichen Ernährung sank die Säuglingssterblichkeit im Kaiserreich zwischen 1871 und 1910. In Preußen beispielsweise von 21 Prozent auf 17 Prozent und in Baden von 29 Prozent auf 20 Prozent.[96] Dabei wird die Differenz der Sterblichkeit zwischen Brust- und Flaschenkindern ebenfalls geringer. In Berlin starben 1885 noch sieben Mal so häufig künstlich ernährte Säuglinge, wie solche die an der Mutterbrust genährt wurden. 1910 lag die Sterberate der Flaschenkinder dann nur noch drei Mal so hoch.[97] Die Säuglingssterblichkeit in den Städten entwickelte sich anders als die auf dem Land. So waren es zunächst die deutschen Großstädte, welche mit einer besonders hohen Säuglingssterblichkeit zu kämpfen hatten. In Preußen beispielsweise betrug die Säuglingssterblichkeit in Großstädten mit über 15.000 Einwohnern um 1875 fast 25 Prozent, während auf dem Land eine Rate von circa 20 Prozent erreicht wurde. Um die Jahrhundertwende glichen sich die Raten der Säuglingssterblichkeit an und lagen in den Großstädten bei 15,3 Prozent und auf dem Land bei 16 Prozent. Zu Beginn des 20. Jahrhunderts ging die Säuglingssterblichkeit in den Großstädten schneller zurück als auf dem Land, sodass nun eine Übersterblichkeit auf dem Land vorlag.[98]

Besonders problematisch waren jedoch weiterhin die heißen Sommermonate in den Großstädten. So starben in der Stadt Düsseldorf fast doppelt so viele Säuglinge im Sommer wie in den drei übrigen Kalenderquartalen; bis zum ersten Weltkrieg entfielen circa ein Drittel der gesamten Säuglingstodesfälle eines Jahres auf die Monate Juni, Juli und August.[99] Neben den bereits genannten Faktoren der Säuglingssterblichkeit, Ernährungsweise und Jahreszeit, spielten noch andere Einflüsse eine Rolle. Hierzu gehörten: die Wohnverhältnisse

---

[94] Vögele, J. (2001): Sozialgeschichte städtischer Gesundheitsverhältnisse während der Urbanisierung. Berlin, S.155.
[95] Vögele 2002, S.229; Thomas 1994, S.59.
[96] Fehlemann 2004, S.51.
[97] Vögele 2001, S.160.
[98] Vögele 2001, S.136.
[99] Busch, E. (1932): Das Verschwinden des Sommergipfels der Säuglingssterblichkeit. Düsseldorf, S.7.

und sanitäre Ausstattung, die Legitimität der Säuglinge[100] und der Bildungsgrad der Eltern mit dem daraus resultierenden Einkommen. Vor allem die Wohnsituation war entscheidend; der Säugling hielt sich schließlich ständig dort auf. War die Wohnung zu eng und heiß, förderte dies die Ansteckungsgefahr bei Infektionskrankheiten sowie das Verderben der Lebensmittel im Sommer. Auch der Zugang zu sauberem Trinkwasser, das für die Zubereitung der Säuglingsnahrung benötigt wurde, hing von Standort und Ausstattung der Wohnung ab. So ist die hohe Zahl der im Sommer gestorbenen Säuglinge vor allem auf die aus verdorbenen Lebensmitteln resultierenden Magen-Darmstörungen zurückzuführen. [101] Aufgrund der immer weiter sinkenden Geburtenraten[102] konnten auch die Zeitgenossen im Kaiserreich die Säuglingssterblichkeit nicht mehr ignorieren und wie zuvor als „natürliche Auslese“ im darwinistischen Sinne hinnehmen. Es bildete sich eine Formation aus Politik, Bürgertum und Medizin, um dieses Problem anzugehen.[103]

3.2. Die Formation der Kinderheilkunde

Für die sich gerade erst herausbildende Kinderheilkunde war die breit angelegt Diskussion über Säuglingssterblichkeit ein willkommener Grund, sich von der Gynäkologie und der inneren Medizin, welche zuvor die Behandlung von Säuglingen und Kindern übernommen hatten, zu emanzipieren. Im Jahr 1868 wurde eine „Section für Pädiatrik“ innerhalb der „Gesellschaft Deutscher Naturforscher und Ärzte“ eingerichtet und kurze Zeit später ein Handbuch zum aktuellen Forschungs- und Wissensstand der Kinderheilkunde herausgegeben.[104] Dieses von Carl Gerhard (1833-1902) 1877 herausgegebene *„Handbuch der Kinderkrankheiten“* zeigte bereits die Forschungsrichtung bei der Ernährung der Säuglinge in den 1870ern und 1880ern. Das Ernährungskapitel von Abraham Jacobi (1830-1919)[105] beruhte vor allem auf physiologisch-chemischen Theorien, welche auch bei Biedert zu finden sind.[106] Beeinflusst wurden beide durch die Lebensmittelchemie Justus von Liebigs

---

[100] Eine der gefährdetsten Gruppen waren die Illegitimen, ihre Sterblichkeit war teilweise fast doppelt so hoch wie die der legitim Geborenen. Besonders in Städten mit einer vergleichsweise niedrigen Illegitimenquote waren sie gefährdet. In Düsseldorf beispielsweise waren 1911 nur 9 Prozent aller Kinder unehelich geboren worden, von diesen starben im ersten Lebensjahr 30,6 Prozent während es bei den Legitimen 16,8 Prozent waren; In Städten mit einer hohen Quote von unehelich Geborenen hatten diese eine wesentlich bessere Überlebenschancen. In München, wo die Illegitimen 30,6 Prozent aller Neugeborenen ausmachten lagen die Sterberaten von ehelich geborenen Säuglingen bei 17,3 Prozent und die der unehelich geborenen bei 18,2 Prozent. Vgl.: Fehlemann 2004, S.53./Vögele 2001, S.143.

[101] Fehlemann 2004, S.52.

[102] Vögele 2001, Tabelle 2.20, S.146.

[103] Kaup, J. (1911): Säuglingssterblichkeit und Auslese. In: Zeitschrift für Säuglings-und Kleinkinderschutz 4 (2/3). Berlin, S.41-43.

[104] Fehlemann 2004, S.208/9.

[105] Abraham Jacobi, der in Deutschland studierte, wurde später in den USA zu einem der führenden Pädiater seiner Zeit. Vgl.: Weaver 2010, S.327.

[106] Seidler 1973, S.294/95.

(1803-1873), welcher bereits 1867 seine *Suppe für Säuglinge* als erste künstliche Ernährungsmarke auf den Markt brachte.[107]

Die 1883 gegründete „Gesellschaft für Kinderheilkunde", welche sich aus der „Section für Pädiatrik" entwickelte, zeigt die nun vollkommene Ablösung der Kinderheilkunde von anderen Disziplinen.[108] Als erstes Ziel der Kinderheilkunde galt die Senkung der hohen Säuglingssterblichkeit durch falsche künstliche Ernährung und den damit einhergehenden Magen- und Darmstörungen.[109] Die Ernährungsstörungen wurden damit *„zum Vehikel für die Neubegründung der Pädiatrie als Naturwissenschaft".*[110] Im Jahr 1879 wurde auf der 52. Deutschen Naturforscherversammlung von der pädiatrischen Sektion beschlossen, eine Kommission zu bilden, die sich speziell mit der „hochwichtigen Frage der Kinderhygiene (Ernährungs- und Findlingsfrage)" beschäftigte.[111] Die zwei Hauptthemen der Versammlung der pädiatrischen Section von 1881 waren: „1. Ersatz der Frauenmilch durch natürlich unverfälschte Thiermilch und 2. Ersatz der natürlichen Thiermilch durch künstliche Präparate mit oder ohne Milch."[112] Vor allem Philipp Biedert (1847-1916) wurde hier große Anerkennung zuteil. Otto Soltmann, der die Diskussion zur Ernährungsfrage leitete, sprach seinen *„herzlichsten Dank"* aus, weil:

> „[...] dessen (Biederts- d. Verf.) in grossem Rahmen angelegtes Handbuch über die Kinderernährung im Säuglingsalter als eine der werthvollsten Bereicherungen der diätetischen Fachliter begrüsst werden muss. Hierdurch ist nach meinem Dafürhalten die Basis für jede weitere Forschung auf dem Gebiet der künstlichen Ernährung im Säuglingsalter geschaffen"[113]

Diese Aussage belegt Biederts Autorität auf dem Gebiet der Kinderheilkunde und Diätethik und begründet eine nähere Betrachtung der Biedert´schen Säuglingsernährung.

---

[107] Baumslag, N./Michels, D. (1995): Milk, Money, and Madness. The Culture and Politics of Breastfeeding. London, S.121; Zudem teilte Liebig die Lebensmittel erstmals in die bis heute geltenden Nährstoffgruppen: Eiweiß, Kohlenhydrate und Fette ein. Dadurch war es möglich die Nährwerte von Lebensmittel genau zu berechnen, auch wenn Justus von Liebig eine falsche Vorstellung von der Rolle der Eiweiße hatte, welche Biedert bei seinen Forschungen anfangs übernahm. Vgl.: Teuteberg, H./Wiegelmann, G. (1972): Der Wandel der Nahrungsgewohnheiten unter dem Einfluß der Industrialisierung. Göttingen, S.47; Carl von Voit (1831-1908) verbesserte und widerlegte teilweise Liebigs Arbeiten. Er schuf die Grundlage für das heutige Verständnis des Stoffwechsels. Durch ein neues Instrument, den „Respirationsapparat" konnte er den kurz- und mittelfristigen Energieumsatz des Menschen bestimmen. Vgl.: Spiekermann, U. (2000): Pfade in die Zukunft? Entwicklungslinien der Ernährungswissenschaft im 19. und 20. Jahrhundert. In: Schöneberger, G/Spiekermann, U. (Hrsg.): Die Zukunft der Ernährungswissenschaft. Berlin, S.25.

[108] Vaupel 1993, S.1.

[109] Keller, A. (1911): Säuglingsfürsorge. In: Zeitschrift für Säuglings-und Kleinkinderschutz 3, S.47.

[110] Seidler 1973, S.302.

[111] Albrecht (1882): Spezialbericht der Dicussion über die Ernährungsfrage auf der 54. Versammlung deutscher Naturforscher und Aerzte in Salzburg (1881), in der pädiatrischen Section. In: Jahrbuch für Kinderheilkunde 18. Leipzig, S.15.

[112] Albrecht 1882, S.16.

[113] Albrecht 1882, S.17.

4. Philipp Biedert und die Ernährung der Säuglinge

1880 gab Philipp Biedert die erste Auflage des oben von Otto Soltmann erwähnten Buches „*Die Kinderernährung im Säuglingsalter*“ heraus.[114] Biedert, der zu dieser Zeit leitender Arzt des Bürgerspitals und Kreisarzt in Hagenau/Elsaß war, behandelt im genannten Werk nicht nur die Säuglingsernährung. Auch angrenzende Gebiete wie die Säuglingssterblichkeit, die Verdauungsstörungen und die „normale“ Entwicklung der Kinder werden erörtert. Biedert war der erste Arzt, der versuchte, die Ernährung der Säuglinge auf naturwissenschaftliche und systematische Weise zu begründen. Dadurch eignet sich sein Buch besonders gut für die erste Analyse der bakteriologischen Einflüsse auf die künstliche Ernährung der Säuglinge.[115] Im Folgenden werden die erste Auflage von 1880 und die vierte Auflage von 1900 betrachtet, um Unterschiede in der Einbeziehung bakteriologischer Erkenntnisse, Thesen und Techniken aufzudecken.[116] Die vierte Auflage wurde ausgewählt, da um 1900 die bakteriologische Sichtweise vom lebenden Krankheitserreger medizinisch wie auch gesellschaftlich gefestigt war und somit davon auszugehen ist, dass Biedert zu diesem Zeitpunkt eine eigene Position hinsichtlich der Rolle der Bakterien entwickelt hatte. Die Gliederung dieses Kapitels folgt der Aufteilung in Biederts Werk, so dass jedes Kapitel einzeln analysiert werden kann.

4.1. „Die Kindersterblichkeit im 1. Lebensjahr“

„Die Kindersterblichkeit im ersten Lebensjahr“ führt Biedert vor allem auf die ökonomische Lage der Familie und die damit zusammenhängende falsche Ernährung zurück. In den unteren Schichten müssten die Frauen häufig kurz nach der Geburt schon wieder arbeiten, so dass die Säuglinge nicht gestillt werden könnten. Hinzu komme der Bildungsgrad der Eltern. So sei bei gebildeten Eltern anzunehmen, dass diese ihre Kinder bei Krankheit einem Arzt anvertrauen und die Ernährungsvorschriften verstehen, was bei weniger gebildeten nicht zutreffe. Somit sei das Zusammentreffen von schlechter ökonomischer Ausgangslage und künstlicher Ernährung besonders riskant für die Überlebenschancen im ersten Lebensjahr.[117] Die Motivation, sich gegen die Säuglingssterblichkeit zu engagieren erwuchs bei Biedert und seinen Zeitgenossen auch aus volkswirtschaftlichen Erwägungen. So zieht er

[114] Biedert 1880.
[115] Vaupel 1993, S.14; Seidler 1973, S.299.
[116] Biedert 1900.
[117] Biedert 1880, S.7-15; Außerdem betonte Biedert die regional unterschiedliche Säuglingssterblichkeit, sowie die Bedeutung der Konfession, der Jahreszeit und des Stadt-Land Gefälles. Ebd., S.15-25. Damit hatte Philipp Biedert schon einige, der nach heutigem Forschungsstand, relevanten Faktoren der Sterblichkeit im ersten Lebensjahr identifiziert.

Vergleiche zu anderen europäischen Ländern – vor allem zu Frankreich –, das zwar niedrigere Geburtenraten, aber auch geringere Sterberaten zu verzeichnen hatte.[118]

Zum Schluss des Kapitels fordert Biedert unter anderem die Ausbildung der angehenden Ärzte im Bereich Kinderheilkunde, damit die Ernährung der Säuglinge auf medizinisch breiter Basis betreut werden könne. Zudem weist er im Zusammenhang mit hygienischen Bestrebungen auf die Wichtigkeit der Reinhaltung von Luft und Boden hin[119] und fordert Milchkontrollen, damit die Milch unverkürzt und unverfälscht zum Konsumenten gelange.[120] Diese in der ersten Auflage recht wage gestaltete Forderung findet sich in der vierten Auflage konkretisiert:

> „Zuvörderst ist die *Milchkontrolle* die jetzt noch meist sich in lächerlicher Weise auf die Anwendung der „Milchwaage“ beschränkt, in eine *staatsärztliche Nährmittelkontrolle* zu verwandeln. Diese hätte nicht bloss die Marktmilch auf ihren Gehalt an *allen* Bestandtheilen sowie auf ihre tadellose Gewinnung (beim Producenten), ihre Freiheit von Schmutz und gefährlichem Bakteriengehalt zu prüfen, sondern auch alle Präparate und Fabrikate für Kinderernährung sowohl im Handel als auch auf Verlangen der Aerzte und Angehörigen auch im Hause einer gleichen Aufsicht zu unterziehen.“[121]

In dieser Aussage wird der Einfluss der Bakteriologie deutlich. Wird in der ersten Auflage noch keine Angabe gemacht, auf was genau die Milch geprüft werden soll, findet sich in der Auflage von 1900 klar die Aufforderung, sie auf Bakterien zu überprüfen. Damit stellte sich Biedert in eine Reihe mit prominenten Bakteriologen wie Robert Koch, die vom Staat ebenfalls bakteriologische Überwachungsinstitute forderten, um die Reinheit von Lebensmitteln und Trinkwasser zu sichern.[122] Allgemein gewann die Qualität von Lebensmitteln Ende des 19. Jahrhunderts an Bedeutung. Ab den 1870er Jahren wurden die „Gefahren der Nahrung“ intensiv diskutiert und es entstanden überall Vereine gegen die Verfälschung von Nahrung. Dieser Entwicklung wurde mit dem Nahrungsmittelgesetz von 1879 Rechnung getragen, unter welches jedoch nicht die Milchkontrolle fiel.[123]

---

[118] Biedert 1880, S.25-49.

[119] Mit der Reinhaltung von Luft und Boden bezieht dich Biedert hier noch auf Vertreter der *Miasmen-Theorie*, die eine Verunreinigung derselben, als Krankheitsursache ansahen.

[120] Biedert 1880, S.55-57.

[121] Biedert 1900, S.44.

[122] Robert Koch und seine Mitarbeiter führten im Institut für Infektionskrankheiten (Berlin) selbst bakteriologische Untersuchungen der Berliner Marktmilch durch. Vgl.: Orland 2004, S.6.

[123] Hierholzer, V. (2010): Nahrung nach Norm. Regulierung der Nahrungsmittelqualität in der Industrialisierung 1871-1914. Göttingen, S.18/19; Vögele, J. (2004): Die Kontroverse um das Bruststillen. In: Teuteberg, H.-J.: Die Revolution am Esstisch. Neue Studien zur Nahrungskultur im 19./ 20. Jahrhundert. Stuttgart, S.236. Auf das Problem der Milchkontrolle wird im nächsten Kapitel bei der Analyse der Fachzeitschriften noch näher eingegangen.

4.2. „Nahrungsorgane und Nahrungsmittel der Kinder“

Biedert beschreibt zunächst, wie die Nahrung im Körper verarbeitet wird und welche Unterschiede dabei zwischen Mutter- und Kuhmilch zu beobachten seien.[124] Dann wendet er sich der Chemie der Milch zu.[125] Hier werden die einzelnen Bestandteile der Milch in ihrer Bedeutung und Aufgabe für die Ernährung genau beschrieben. Dabei sind Unterschiede zwischen den verschiedenen Auflagen zu erkennen. In der ersten Auflage behauptet Biedert, nur das Eiweiß der Nahrung trage zum Aufbau des Körpers bei, was auf eine Beeinflussung durch den Chemiker Justus v. Liebig hindeutet. Diese Behauptung findet sich in den anderen Auflagen nicht mehr.[126]

In der vierten Auflage geht Biedert dann auf die Darmbakterien beim Kind ein und beschreibt seine Art der Stuhluntersuchung. Dieser Abschnitt findet sich in der Erstauflage nicht und zeigt, dass Biedert nun die Bakteriologie in seine Überlegungen einbezieht. Seine Definition von Bakterien ist jedoch fragwürdig, da er auch immer wieder synonym das Wort „Pilze“ gebraucht.[127] Zudem wurde Biederts These vom „schädlichen Nahrungsrest“, welche auf der Annahme der Schwerverdaulichkeit des Kuhmilchcaseins basierte, um die Jahrhundertwende scharf kritisiert.[128] Die Kritik kam hauptsächlich von Otto Heubners Schule (1843-1926)[129], welche von Berlin aus eine neue Methode der Säuglingsernährung postulierte. Im Gegensatz zu Biederts Schule, die auf eine Verbesserung der Nahrung mittels chemischer Angleichung an die Frauenmilch glaubte, setzte diejenige Heubners auf Stoffwechseluntersuchungen um so den genauen Kalorienbedarf zu ermitteln und die Nahrung danach auszurichten.[130] Auch Theodor Escherich (1857-1911) ein deutsch-österreichischer Kinderarzt und Bakteriologe[131], bemängelte bei einem 1888 gemeinsam mit Biedert gehaltenen Referat dessen Verständnis der Darmbakterien beim Säugling sowie dessen These vom „schädlichen Nahrungsrest“:

---

[124] Biedert 1880, S.59-83.

[125] Der Engländer Young nahm bereits 1761 erste vergleichende chemische Analysen der verschiedenen Milchsorten vor. Vgl.: Waldeck und Pyrmont (Prinzessin zu), E. (2000): Die Rolle der Ziegenmilch in der Säuglingsernährung des 19. und 20. Jahrhunderts. Frankfurt am Main, S.107; Mit Hilfe der Lehren von Justus von Liebig wurde es in der zweiten Hälfte des 19. Jahrhunderts dann möglich das Wissen um die Chemie der Nahrungsmittel systematisch zu überprüfen und aufzubauen. Vgl.: Thomas 1994, S.63.

[126] Vaupel 1993, S.23.

[127] Biedert 1900, S.55. Vaupel zeigt dies bereits für die dritte Auflage des Buches, von 1897. Vgl.: Vaupel 1993, S.23.

[128] Vaupel 1993, S.127.

[129] Einrichtung des ersten Lehrstuhls für Kinderheilkunde 1893/94 in Berlin, mit Lehrstuhlinhaber Otto Heubner. Danach Breslau und Düsseldorf 1906, Strassburg 1910 und München 1912. Vgl.: Fehlemann 2004, S.214.

[130] Weaver 2010, S.321.

[131] Katner, W. (1959): Theodor Escherich. In: Neue Deutsche Nationalbiographie 4, S.649/50. [Onlinefassung]; URL: http://www.deutsche-biographie.de/pnd118685430.html. Abruf am 18.06.2013.

> „[...] Das, was Herr Biedert über Bacterien gesagt, zeigt nur, dass er den Unterschied zwischen den harmlosen und den krankheitserzeugenden Darmbacterien noch nicht richtig erfasst hat. [...] Der unverdaute oder richtiger unresorbierte Caseinrest in Kuhmilchkot tritt nur bei Zufuhr unmässiger Mengen auf und ist auch dann nicht an sich schädlich, sondern erst dann, wenn die Infection mit ganz bestimmten im normalen Stuhl nicht vorhandenen Bacterien erfolgt.“[132]

Diese Aussage traf Escherich nachdem Biedert in seinem Referat versucht hatte, seine These vom „schädlichen Nahrungsrest“ aufrecht zu erhalten, obwohl diese bereits experimentell widerlegt worden war. Die Tatsache, dass kein Casein im Stuhl von „Kumilchkinder“ gefunden wurde versuchte er mit Hilfe von „Pilzen“ zu erklären. Diese würden das Casein als Nährboden nutzen und der dadurch entstehende Reiz würde Krankheiten erzeugen.[133]

4.3. „Das Stillen durch Mütter und Ammen“

Gegenüber der ersten findet sich in den späteren Auflagen eine Ergänzung der Kapitelüberschrift „... und die Pflege von Mutter und Kind.“, womit klar wird, dass sich Biedert mit dem Buch nicht mehr nur an Ärzte, sondern auch an medizinische Laien – vor allem an Mütter – wendet.[134] In allen Auflagen spricht sich Biedert für das Stillen durch die eigene Mutter aus und nennt nur wenige Gründe für das Nicht-Stillen. Dazu gehören Lungenschwindsucht, Blutkrankheiten, Nierenleiden und Syphilis.[135] In der vierten Auflage betont Biedert dann auch die durch die Muttermilch übertragenen Immunstoffe, in welchen er einen weiteren Grund zum Selbststillen sieht:

> „ [...] Für die (Mütter -d. Verf.), denen dieses (Gewissen -d. Verf.) noch schlägt, mag es genügen, mit einer neuen Thatsache sie an ihre Pflicht zu erinnern: Im Blut sind Schutzstoffe gegen so gefährliche Kinderfeinde, wie Diphtheritis u.a., nachgewiesen worden, Schutzstoffe von denen Ehrlich und Wassermann zeigen konnten, dass sie in der Milch besonders präparierter Ziegen, Schmidt und Pflanz, dass sie in der Milch jeder Mutter und damit auf das Kind übergehen.“[136]

In diesem Zitat wird deutlich, dass Biedert die bakteriologische Forschung beobachtete und die gewonnen Erkenntnisse für seine Argumentation nutzte. Biedert bezieht sich hier auf Emil von Behrings Forschungen. Behring gelang es bei Tierversuchen nachzuweisen, dass das Blut von gegen Diphtherie immunen Tieren auch andere nicht-immune Tiere vor einer

[132] Vaupel 1993, S.128/29.
[133] Vaupel 1993, S.128.
[134] Biedert 1900, S.107; Vaupel 1993, S.25/26.
[135] Vaupel 1993, S.29.
[136] Vaupel 1993, S.26.

Erkrankung bewahrt.[137] Zudem benutzt Biedert eine aus der Bakteriologie übernommene Formulierung, wonach Bakterien die gefährlichsten Feinde des Menschen – in diesem Falle der Kinder – seien.

Genauso wie Biedert für das Selbststillen der Mütter eintritt, wendet er sich gegen das Stillen durch Ammen. Zum einen schade das Anstellen einer Amme dem Ammenkind, da diesem die Nahrung vorenthalten würde, zum anderen hält er die Beschäftigung einer Amme für viel zu kostspielig. Außerdem merkt er an, dass nie mit absoluter Sicherheit eine ansteckende Krankheit wie zum Beispiel Syphilis ausgeschlossen werden könne und spricht sich deshalb für die künstliche Ernährung anstelle einer Amme aus.[138] Mit dem Nachweis der Syphilis lag Biedert zu dieser Zeit richtig. Der Erreger der Syphilis konnte erst im März 1905 in Berlin durch den Dermatologen Erich Hoffmann (1868-1959) und den Zoologen Fritz Schaudinn (1871-1906) identifiziert werden. 1909 gelang es Paul Ehrlich und Sahachiro Hata (1873-1938) ein Medikament gegen die Syphilis zu entwickeln, das sie „Salvarsan“ nannten.[139]

4.4. „Die künstliche Ernährung“

Biedert stellt am Anfang des Kapitels zwei Grundanforderungen auf, welche jede künstliche Nahrung für Säuglinge zu erfüllen habe: 1. Die „Rücksicht des Preises“ und 2. die „Rücksicht der unbedingten Brauchbarkeit“ auch für kranke Kinder.[140] Zunächst wird die Verdünnung der Kuhmilch besprochen, womit man nach Biedert das schädliche Kuhmilchcasein vermindere und die Kuhmilch der Muttermilch angleiche. Dabei solle die Milch zunächst stark verdünnt sein, später schwächer und durch Zusätze wie Gersten- oder Haferschleim ergänzt werden.[141]

Als nächstes wird die Gewinnung und Behandlung von Kuhmilch besprochen. Hierbei legt Biedert vor allem Wert auf die Qualität der Milch und die hygienischen Bedingungen bei der Gewinnung derselben. Sind bei der Verdünnung der Kuhmilch kaum Unterschiede zwischen der 1. und 4. Auflage zu bemerken, unterscheidet sich dieser Teil in den verschieden Auflagen erheblich. In der 1880 erschienen Auflage schreibt Biedert noch, dass die Rindertuberkulose (Perlsucht) kaum jemals eine Ansteckung beim Menschen zur Folge habe und somit keine Gefahr für Säuglinge darstelle. Im Jahr 1900 geht er dann auf die Entdeckung

[137] Leven 1997, S.103.
[138] Biedert 1880, S.193-197; Biedert 1900, S.145-149.
[139] Leven 1997, S.104.
[140] Vaupel 1993, S.33.
[141] Biedert 1880, S.209/10.

des *Tuberkelbazillus* durch Robert Koch ein und berichtet über Ergebnisse, wonach die Tuberkulose von der Kuh auf den Menschen übertragbar sei.[142]

Es gibt sowohl in der ersten wie auch vierten Auflage einen Teil, in dem sich Biedert mit der „spontanen Zersetzung" der Milch beschäftigt.[143] Während in der 1880 erschienen Auflage lediglich von einem „Ferment" gesprochen wird, welches die Milch zersetze, ist in der 1900 erschienen Auflage von Sporen-Bazillen die Rede, welche Hitze zwar überstehen, deren Keimung jedoch durch Kälte aufgehalten würde. Dabei ist jedoch hinzuzufügen, dass Biedert zwar Begriffe wie Bakterien und Sporen aus der Bakteriologie übernimmt und die aktuellen Forschungsergebnisse anführt, trotzdem aber auch hier immer wieder von „Pilzen" spricht, was auf ein ungenaues Verständnis der Thematik schließen lässt.[144] Zur Verhinderung der „spontanen Zersetzung" führt Biedert in der ersten Auflage lediglich das Abkochen der Milch, das Kühl-Halten während des Transportweges und den Zusatz von Alkali als Lösung an.[145] In der vierten Auflage nimmt dieser Abschnitt wesentlich mehr Raum ein. Biedert geht hier auf das Filtrieren und Zentrifugieren der Milch ein und bespricht ausführlich die Verfahren der Sterilisation und Pasteurisation.[146] Das Ideal wäre für ihn eine völlig aseptische Milchgewinnung, was er bei Einzelportionen für möglich hält und eine spätere Behandlung mittels der genannten Verfahren überflüssig machen würde.[147]

Bei seinen Anmerkungen zur Forschung der Milchsterilisation ist wieder die Aufnahme bakteriologischen Wissens zu erkennen:

> „Was früher jeden, der sich mit Milchsterilisierung befasste, zur Verzweiflung bringen konnte, dass flüssige und eingedickte Milchpräparate ohne sichtliche Veränderung, auch ohne dass man auf der früher üblichen Gelantineplatte Bakterien daraus züchten konnte,

[142] Biedert 1880, S.224; Biedert, Philipp 1900, S.164/65; Im Jahr 1901 wurde dann ein Bazillus entdeckt, der dem Tuberkelbazillus zum Verwechseln ähnlich sah, aber nicht auf Tiere übertragbar war. Damit war die „Pseudo-Tuberkulose" entdeckt. Diese Entdeckung relativierte die, in den Jahren zuvor durchgeführten bakteriologischen Untersuchungen der Milch, bei denen man meinte massenhaft verunreinigte Marktmilch gefunden zu haben. Vgl.: Orland 2004, S.6.

[143] Biedert 1880, S.229-234; Biedert 1900, S.165-175.

[144] Biedert 1900, S.167/68.

[145] Biedert 1880, S.231-233.

[146] Biedert 1900, S.166-172.

[147] Biedert 1900, S.167; Vaupel 1993, S.35; Ignaz Semmelweis entwickelte bereits in den 1850ern das erste Verfahren der Asepsis. Er erkannte, dass das Kindbettfieber durch eine gründliche Reinigung der Hände mit Seifenwasser und Chlorkalklösung zu bekämpfen war. Durch diese Maßnahme und die ebensolche Behandlung der Untersuchungsinstrumente konnte er die Sterblichkeit auf seiner Wöchnerinnenstation erheblich senken. Vgl.: Winckel (von), F. (1891): Ignaz Philipp Semmelweis. In: Allgemeine Deutsche Biographie 33, S. 704-706 [Onlinefassung]; URL: http://www.deutsche-biographie.de/pnd118613138.html. Abruf am 18.06.2013.

> offenbar verdorben waren, [...], wurde verständlich durch die von Flügge kund gemachte Verflüssigung ohne eigentliche Gerinnung [...].“[148]

Zudem übernimmt er Carl Flügges (1847-1923) Auffassung, dass eine vollständige Sterilisation der Milch diese verändere und ein fünf-minütiges Aufkochen mit sofort folgender Kühlung für den Hausgebrauch völlig ausreiche.[149]

Im Folgenden geht Biedert dann auch ausführlich auf die verschieden Möglichkeiten der Haussterilisation von Milch ein. Er erwähnt die relativ kostspielige Art der Einzelflaschen-Sterilisation im *Soxhletapparat*[150], welchen sich nur besser gestellte Familien leisten konnten. Paradoxerweise empfiehlt Biedert diese Art der Sterilisation aber gerade bei einer *„prekären Lage des Kindes“* und bei Zweifeln an der *„Reinlichkeit“* und *„Achtsamkeit“* der Eltern.[151] Da diese Nachteile der Säuglingspflege laut Biedert jedoch gerade bei ökonomisch schlechter gestellten Familien vorzufinden seien, stellt sich die Frage, wie diese solch einen Apparat bezahlen sollten. Er geht aber auch auf die günstigere Alternative des Abkochens in einem emaillierten oder glasierten Ton- oder Blechtopf ein. Hierbei müsse vor allem die Bedingung erfüllt sein, dass dieser Topf unberührt stehen bleibe und die Milch nicht umgeschüttet werde.[152] *„Maasgebend für den Erfolg jeder Sterilisation“* ist für Biedert *„die Reinheit der Flaschen“*, in denen die Säuglingsnahrung gereicht wird.[153] Im Zusammenhang mit dieser Aussage geht er auf das Verfahren der Dampfsterilisation ein, welches vor allem durch die Forschungen des Bakteriologen Robert Koch weiterentwickelt wurde.[154]

Anschließend wird noch einmal die Forderung nach verschärften Milchkontrollen erhoben, wobei sich die Auflagen hier in Bezug auf die angewandten chemischen Techniken unterscheiden. Im Vordergrund stehen sowohl 1880 wie auch 1900 die Verfälschung der Milch durch Zugabe von Wasser oder Mehl sowie die Reduzierung des Fettgehalts durch Abrahmung. Um unverfälschte Milch für alle Säuglinge zu garantieren, wird in beiden Auflagen zur Gründung von *„Kurmilch- oder Kindermilchanstalten“* geraten.[155] In der vierten Auflage geht Biedert auf die Milchlaboratorien von Thomas Morgan Rotch in Amerika ein.

---

148 Biedert, Philipp 1900, S.169; Carl Flügge arbeitete mit Robert Koch im kaiserlichen Gesundheitsamt und beschäftigte sich eingehend mit der Milchsterilisation. Vgl.: Stürzbecher, M (1961).: Carl Flügge, in: Neue Deutsche Biographie 5, S. 261/62 [Onlinefassung]; URL: http://www.deutsche-biographie.de/pnd11922951X.html. Abruf am 18.06.2013.

149 Biedert 1900, S.169/70.

150 Der Soxhletapparat wurde 1886 von Franz von Soxhlet (1848-1926) entwickelt. Vgl: Thomas 1994, S.66.

151 Biedert 1900, S.174.

152 Biedert 1900, S.171.

153 Biedert 1900, S.175.

154 Berger 2009 S.41.

155 Biedert 1880, S.235-241; Biedert 1900, S.175-178.

Durch solche Einrichtungen wäre es möglich, die Milch fremd produzieren zu lassen und dennoch Einfluss auf Qualität und Mischungsverhältnis auszuüben.[156]

Dann folgt ein Abschnitt zu Biederts eigenem Produkt, welches er *Natürliches Rahmgemenge* nennt. Dieses Rahmgemenge bestand aus Rahm, verdünnt mit Wasser und vermischt mit Milchzucker. Zudem wurde Kuhmilch in unterschiedlicher Menge hinzugefügt.[157] Das Rahmgemenge, welches von Biedert für kranke Säuglinge entwickelt wurde, hatte jedoch einen entscheidenden Nachteil: Es konnte nicht im eigenen Haushalt zubereitet werden. Die Zubereitung erfolgte entweder in der Apotheke oder in der Arztpraxis, so dass die Ernährung des Säuglings für Mütter sehr aufwendig und zeitraubend war.[158] Ab 1874 brachte Biedert sein Rahmgemenge dann in Konserven auf den Markt, die nur noch mit frischer Milch vermischt werden mussten und so für den Hausgebrauch geeignet waren. Die Produktion des *künstlichen Rahmgemenges* übernahmen ab 1892 die „Deutschen Milchwerke", welche Biederts Mischung unter dem Namen *Ramogen* vertrieben.[159]

Biedert stellt auch industriell hergestellte Konkurrenzprodukte vor.[160] Hierbei unterscheiden sich die erste und vierte Auflage vor allem in der Anzahl der vorgestellten Produkte. Wie oben bereits erwähnt, brachte Justus von Liebig als Erster eine Ersatznahrung für Säuglinge auf den Markt, die *Suppe für Säuglinge*. In der ersten Auflage bespricht Biedert diese ausführlich, wobei er zum Ergebnis kommt, dass diese von Säuglingen nicht gut vertragen werde. Er gesteht Liebig trotz allem eine Vorreiterrolle zu und bezeichnet ihn als „Erfinder der Kindermehle".[161] Dieser Gruppe, welche Biedert auch „milchhaltige Ersatzmittel" nennt, ordnet er auch das ab 1867 von Nestle produzierte Kindermehl zu. In beiden betrachteten Auflagen empfiehlt er die Verwendung von Kindermehlen erst ab dem zweiten Lebenshalbjahr, da sonst unverdaute Stärke im Darm des Säuglings zurückbleibe.[162] Als weiteren Vertreter der These der Schwerverdaulichkeit von Stärke nennt Biedert Arthur Schlossmann (1867-1932), während er Otto Heubner kritisiert, da dieser behauptete, dass *„die Lehre von der Schwerverdaulichkeit der Stärke im frühen Säuglingsalter nicht richtig sei."*[163]

---

[156] Biedert 1900, S.179; Thomas Morgan Rotch (1849-1914), erster ordentlicher Professor für Pädiatrie in Amerika versuchte, wie auch Biedert, die Muttermilch mittels prozentualer Angleichung der einzelnen Bestandteile nachzuahmen. 1891 eröffnet er in Boston das erste Labor für Milchmodifikation. Vgl.: Mepham: „Humanizing" Milk, S.236; Apple: Mothers and Medicine, 1987, S.24/25.

[157] Vaupel 1993, S.36/37.

[158] Orland 2004, S.297. Auch Justus von Liebigs „Suppe für Säuglinge" konnte nur in der Apotheke zubereitet und erworben werden. Ebd., S.297.

[159] Orland 2004, S.297.

[160] Biedert, 1880, S.272-292; Biedert 1900, S.195-207.

[161] Biedert 1880, S.279-281.

[162] Biedert 1880, S.284/85; Biedert 1900, S.203.

[163] Biedert 1900, S.205.

Ebenfalls kritisch sieht Biedert die Rolle der „Milchzusätze“, da aus diesen meist ein Brei gerührt würde, der für Säuglinge im ersten Lebensjahr – wie die hohe Säuglingssterblichkeit in Bayern zeige- nicht geeignet sei. Dieser Abschnitt findet sich sowohl in der Auflage von 1880 wie auch in der von 1900, wobei er die Unverträglichkeit wieder in der Stärke begründet sieht.[164] Dass die hohe Säuglingssterblichkeit in Süddeutschland vor allem durch die geringen Stillquoten und den hohen Anteil der mit Mehlbrei ernährten Säuglinge zustande kam, ist heute Konsens bei der Erforschung der Todesursachen im ersten Lebensjahr. Der Grund lag jedoch nicht wie von Biedert vermutet in der Schwerverdaulichkeit der Stärke, sondern in dem wiederholten Aufkochen und dem Fehlen von wichtigen Nährstoffen und Vitaminen. [165]

Sein *Rahmgemenge* ordnet er der Gruppe „Milch und Milchpräperate“ zu. Natürlich bewertet Biedert sein eigenes Produkt positiv, während alle anderen Produkte kritisch bewertet werden.[166] In der ersten Auflage hat Biedert noch nicht viele Konkurrenzprodukte zu bewerten. Hier geht er vor allem auf die angebotene condensierte Milch ein. Hierbei kritisiert er jedoch, dass diese nicht wie angenommen länger haltbar sei, sondern sich einmal geöffnet, noch schneller zersetze als frische Kuhmilch.[167] Diese Kritik findet sich in der vierten Auflage nicht mehr, da fast alle Fabrikanten dazu übergegangen waren die Milch, vor der Abfüllung zu sterilisieren.[168] Die Konkurrenzprodukte wie die *Gärtner'sche Fettmilch* oder die *Backhausmilch*, welche sich nach Biedert an seinem *Rahmgemenge* orientierten, versuchten tatsächlich ebenso wie Biedert die Muttermilch möglichst naturgetreu nachzubilden. Der Unterschied zu Biederts Produkt lag bei der Fettmilch von Gustav Gärtner (1855-1937) vor allem in der Herstellungsart. Dieser konnte durch eine von ihm entwickelte Zentrifuge die Abrahmung der Milch industriell vornehmen, wodurch die Herstellung von sogenannten Fettmilchen wesentlich vereinfacht wurde.[169]

---

164 Biedert1880, S.276/77; Biedert 1900, S.201.

165 Thomas 1994, S.60. Das Mehl generell unbedenklich für Säuglinge ist, wurde bereits im Jahre 1900 an der Breslauer Kinderklinik festgestellt. Ebd., S.62.

166 Vaupel 1993, S.38.

167 Biedert 1880, S.275; Franzosen N. Appert gelang es 1804 erstmals Milch einzudicken. 1835 entwickelte der Enländer W. Newton dann ein Verfahren eingedickte Milch durch Zugabe von Zucker haltbar zu machen. Vgl.: Gholamisasllari, G. (1975): Zur Geschichte der Entwicklung der künstlichen Säuglingsernährung in Mitteleuropa, dargestellt am Werdegang verschiedener Milch- und Nährmittelfirmen. Erlangen-Nürnberg, Univ. Diss., S.8. Mit der Gründung einer Kondensmilchfabrik verschaffte Gail Borden 1856 dieser Art der Haltbarmachung zum Durchbruch. Ein weiterer Entwicklungsschritt war die in den 1880ern entwickelte Methode von J.B. Meyenberg, der die Milch durch Sterilisation auch ungezuckert in Dosen produzierte. Vgl.: Wolf, J. (2001): Don´t kill your Baby. Public Health and the Decline of Breastfeeding in the Nineteenth and Twentieth Centuries. Ohio, S.160.

168 Biedert 1900, S.196/97.

169 Jantsch, M. (1964): Gustav Gärtner. In: Neue Deutsche Nationalbiographie 6, S.25. [Onlinefassung]; URL: http://www.deutsche-biographie.de/pnd117671053.html. Abruf am 18.06.2013; Vaupel 1993, S.52. Die Milchzentrifuge wurde im Jahr 1877 entwickelt. Vgl.: Teuteberg, H.-J. (1987): Zum Problemfeld Urbanisierung und Ernährung

Im Gegensatz zur ersten Auflage nimmt Biedert die Berechnung der Nahrungsmenge in der vierten Auflage pro Kilogramm Körpergewicht vor. Dabei erwähnt er auch die von Theodor Escherich entwickelte Methode der *„volumetrischen Nahrungsbestimmung"*, wonach das Körpergewicht außer Acht zu lassen sei und die Nahrungsmenge aufgrund des Alters berechnet würde. Auch die Berechnung der Tagesnahrung aufgrund von Kalorien wird ausführlich erläutert, was auf eine Einbeziehung der Forschungsergebnisse aus der Stoffwechselforschung hindeutet, dessen führende Vertreter in Deutschland Otto Heubner und Max Rubner (1854-1932)[170] waren. Diese neuen Erkenntnisse ändern jedoch nichts an Biederts Ernährungsempfehlungen.[171] Wie oben bereits gezeigt, sind diese in der ersten und vierten Auflage nahezu identisch.

Am Ende des Kapitels erhebt Biedert 1880 ebenso wie 1900 die Forderung:

> „Schafft dem Armen wie dem Reichen gute, unverfälschte Kuhmilch zu billigen Preisen, indem ihr Milchwirtschaften aus Kommunalmitteln gründet und verwalten lasst."[172]

Diese Forderung stellt er, da dadurch eine vernünftige Ernährung aller Säuglinge gewährleistet sei, was mit allen angebotenen industriell gefertigten Produkten aufgrund des hohen Preises niemals zu bewerkstelligen wäre. Dabei schließt er auch sein eigenes Produkt, das *Rahmgemenge*, nicht aus, was jedoch auch nur für den kurzfristigen Gebrauch bei schwerer Krankheit des Säuglings konzipiert sei.[173] In der vierten Auflage findet sich dann auch die Forderung, dass jede Packung mit Säuglingsnahrung eine Nährwerttabelle, wie Biedert sie selbst für die von ihm vorgestellten Produkte anführt, enthalten sollte. Hierin ist auch eine Aufstellung des Kaloriengehaltes für jedes Produkt enthalten, wie man es heute auf fast jeder Verpackung findet. Anschließend plädiert Biedert für die Einrichtung einer *„Versuchsstation für Ernährung"*, um so die Kinderernährung systematisch zu erforschen und den Handel mit Nährmitteln zu überwachen.[174]

---

im 19. Jahrhundert. In: Teuteberg, H.-J./Borscheid, P.: Durchbruch zum modernen Massenkonsum. Lebensmittelmärkte und Lebensmittelqualität im Städtewachstum des Industriezeitalters. Münster, S.15.

170 Auf Max Rubner geht die kalorimetrische Bestimmung der vom Körper nutzbaren Energien der Grundnährstoffe zurück. Zudem entwickelte er bei seinen Forschungen zum Stoffwechsel, der Wärmeregulation und der Körperoberfläche seine „Biologischen Gesetze" (Isodynamie, Energieerhaltung, Oberflächengesetz). Im Jahr 1891 wird er Roberts Koch Nachfolger an der Universität Berlin und übernimmt dessen Lehrstuhl für Hygiene. Rubner gilt heute als Begründer der wissenschaftlichen Ernährungsphysiologie. Vgl.: Wormer, E. (2005): Max Rubner. In: Neue Deutsche Nationalbiographie 22, S.158/59. [Onlinefassung]; URL: http://www.deutsche-biographie.de/pnd116669713.html. Abruf am 19.06.2013.

171 Vaupel 1993, S.38; Biedert 1900, S.183/84.

172 Biedert 1880, S.294; Biedert 1900, S.208.

173 Biedert 1880, S.294; Biedert 1900, S.208.

174 Biedert 1900, S.206/07. Vaupel zeigt, dass diese Forderungen schon in der dritten Auflage enthalten sind. Vgl.: Vaupel 1993, S.39.

4.5. „Die Störungen der Ernährung“

In diesem Kapitel beschäftigt Biedert sich zunächst mit den Krankheiten der Brustdrüsen bei stillenden Frauen und den Missbildungen des Kindes im Mundbereich. In der ersten Auflage sind diese Krankheiten noch sehr ausführlich beschrieben, während in den späteren Auflagen eine stark verkürzte Zusammenfassung zu finden ist. Hier zeigt sich wieder, dass das Konzept des Buches überarbeitet wurde, um auch medizinische Laien dafür zu interessieren. Medizinisches Fachpublikum verweist er auf sein „Lehrbuch der Kinderkrankheiten“.[175] Einzig die Magen- und Darmkrankheiten werden weiterhin in voller Länge behandelt.[176]

Bevor Biedert eine Einteilung der Ernährungskrankheiten vornimmt, weist er sowohl in der ersten als auch in der vierten Auflage darauf hin, dass er beabsichtige zu zeigen, dass Magen- und Darmkrankheiten durch Nahrung verursacht werden.[177] Die Ursachen für diese Krankheiten unterteilt Biedert dann folgendermaßen:

> „[...] 1.) die Menge derselben (der Nahrung- d. Verf.) im Ganzen, 2.) die ursprünglichen Eigenschaften und das Mischungsverhältnis der einzelnen Bestandteile derselben (der Nahrung- d. Verf.), 3.) die augenblickliche Beschaffenheit, in der das Nahrungsgemisch den Verdauungsorganen zugeführt wird.“[178]

Bei der Menge der Nahrung als Ursache für die Ernährungsstörungen[179] geht Biedert immer von einem *„Zuviel“* an gefütterter Nahrung aus. Dies sei jedoch bei der Muttermilch nicht so schädlich wie bei der Ernährung mit Kuhmilch, da der *„unverdaute Rest“* bei der Kuhmilchernährung von *„gröberer Substanz“* sei und durch mechanische Reize die Organe schädige. Werde die Ernährung des Säuglings dann nicht geändert, führe dies zu einer weiteren Verschlimmerung des Leidens.[180] Hier findet sich also wieder Biederts These vom „schädlichen Nahrungsrest“, welche bereits in dieser Arbeit zur Sprache kam. In der vierten Auflage verteidigt er diese These weiterhin mit folgenden Worten:

> „[…]Von unsicheren Theorien geleugnet, wird er (der schädliche Rest- d. Verf.) so praktisch in verderblichem Kreislauf erst die Ursache des Leidens [...]“[181]

---

[175] Vogel, A./Biedert Ph. (1887): Lehrbuch der Kinderkrankheiten, 9. Auflage. Stuttgart.
[176] Vaupel 1993 S.40.
[177] Biedert 1880, S.322; Biedert 1900, S.212.
[178] Biedert 1880, S.322; Biedert 1900, S.212.
[179] Unter dem Begriff Ernährungsstörungen wurden alle Magen.- und Darmkrankheiten des Säuglings zusammengefasst.
[180] Biedert 1880, S.324; Biedert 1900, S.214.
[181] Biedert 1900, S.214.

Zum zweiten Punkt schreibt Biedert in beiden Auflagen relativ wenig und verweist auf das Kapitel zur künstlichen Ernährung. Einzig die Verbesserung der Verdauung des Kuhmilchcaseins durch Vermischung mit Fett wird in beiden Auflagen hervorgehoben, wahrscheinlich weil sein *Rahmgemenge* genau auf dieser Annahme basierte.[182]

Der dritte Punkt, die Beschaffenheit der Nahrung zum Zeitpunkt der Verabreichung, wird dagegen sehr ausführlich diskutiert. Hier lassen sich dann auch Unterschiede zwischen der 1880 und der 1900 erschienen Auflage ausmachen. In der ersten Auflage lässt Biedert den Mikroorganismen, die er „Pilze" nennt, noch überhaupt keine Bedeutung bei der Entstehung von Magen- und Darmkrankheiten zukommen, sondern behauptet:

> „[...] Dieses Vorkommen (der Pilze -d. Verf.) könnte nichts weiter beweisen, als dass sie eben in faulenden Stoffen ihre Existensberechtigung und zu rascher Entwicklung Gelegenheit finden." [183]

Hier bezieht sich Biedert wieder auf den „schädlichen Rest", der in seiner Theorie der Ernährungskrankheiten den Dreh- und Angelpunkt darstellt. Nicht die Mikroorganismen seien der Auslöser der Krankheit, sondern der faulende Rest Casein, welcher nicht verwertet werden könne. Zur Heilung der verschieden Magen- und Darmkrankheiten greift Biedert immer wieder auf eine Reduktion der Nahrung zurück, um so den gereizten Darm zu entlasten und erwähnt keine medikamentösen Therapien.[184]

Zudem beschreibt er, dass die „Pilze" auch bei einer eingetretenen Besserung des Zustandes noch vorhanden seien und man sie somit als Krankheitsursache ausschließen könne.[185] Hier sei noch einmal auf die von Escherich geübte Kritik, dass Biedert den Unterschied zwischen normalen und krankheitserzeugenden Darmbakterien nicht begriffen habe, hingewiesen.[186] Die Aussage Biederts, dass auch bei gesunden Kindern Bakterien gefunden würden, schließt die krankheitserregende Wirkung anderer Bakterienarten logischerweise nicht aus. Da diese Tatsache jedoch nicht mit Biederts Theorie der Ernährungsstörungen zu vereinbaren ist, wird sie ignoriert und bei der Vorstellung der verschieden Krankheiten nicht weiter diskutiert.

In der vierten Auflage des Buches muss sich Biedert dann genauer mit der Rolle der Bakterien beschäftigen, da zu diesem Zeitpunkt seine Theorie vom „schädlichen Nahrungsrest"

---

[182] Biedert 1880, S.328; Biedert 1900, S.215.
[183] Biedert 1880, S.331.
[184] Biedert 1880, S.333.
[185] Biedert 1880, S.334.
[186] Die Kritik Escherichs befindet sich in Punkt 4.2. dieser Arbeit.

heftig umstritten war. Zunächst aber zitiert er Adolf Baginsky (1843-1918)[187] mit den Worten:

> „Unbedingt wird man Biedert recht geben, dass selbst die vollkommenste Abtötung der Keime nicht im Stande sei, die mit der Kuhmilch gegebenen Schwierigkeiten zu beseitigen, weil die Kuhmilch chemisch und physikalisch vielfach sich anders verhält, als die Frauenmilch."[188]

Hier versucht Biedert zunächst wieder seine Theorie der Ernährungskrankheiten zu rechtfertigen. Er erkennt zwar an, dass Keime in der Milch vorhanden sind, besteht aber weiter darauf, dass der Unterschied zwischen Kuh- und Menschenmilch der ausschlaggebende Punkt sei, weil:

> „[…] die Ansammlung unverdauter Milch jederzeit schädingender Zersetzung anheimfallen kann, weil die dazu benötigten Bakterien auch anders als durch die Milch in den Darm kommen […]."[189]

Er führt die Untersuchungen Arthur Schlossmanns (1867-1932), Alois Epsteins (1849-1918)[190] und Wilhelm Knöpfelmachers (1866- 1938)[191] an, welche seine Einschätzung teilen.[192] Im Folgenden geht Biedert dann auch auf die Möglichkeit spezifischer Krankheitserreger ein, wobei er hier auch wieder das Wort „Pilze" verwendet. So erkennt er Escherichs Forschungsleistung[193] zur *Streptokokken-Enteritis* an und spricht von „infektiösen Enteriten", welche unter anderem durch Alois Epstein nachgewiesen wurden. Er sieht demnach ein, dass eine von außen kommende Infektion für bestimmte Magen- und Darmkrankheiten bewiesen wurde, was ihn aber nicht davon abhält seine Theorie vom „schädlichen Nahrungsrest" weiter als Hauptursache zu postulieren. Da Biedert zwar nun die Rolle eines spezifischen Erregers in seine Theorie einbezieht, diesen jedoch nicht als Hauptursache anerkennt bleibt er bei seiner Empfehlung, eine Heilung durch Verminderung der Nahrungszufuhr zu erreichen und lehnt medikamentöse Therapien weiterhin ab. Einzig die Magen- und Darmspülung erkennt er als hilfreich an, ansonsten:

---

187 Adolf Baginsky war ein deutscher Kinderarzt und Professor für Kinderheilkunde in Berlin, wo er unter anderem Arthur Schlossmann (1867-1932) ausbildete. Vgl.: Wunderlich, P. (2007): Arthur Schlossmann. In: Neue Deutsche Nationalbiographie 23, S.108.[Onlinefassung]; URL: http://www.deutsche-biographie.de/pnd117330442.html. Abruf am 18.06.2013.

188 Biedert 1900, S.216.

189 Biedert 1900, S.216/17.

190 Schadewaldt, H. (1959): Alois Epstein. In: Neue Deutsche Biographie 4, S. 553 [Onlinefassung]; URL: http://www.deutsche-biographie.de/pnd117511145.html. Abruf am 18.06.2013.

191 Wilhelm Knöpfelmacher. In: Österreichisches Biographisches Lexikon 1815-1950, 3 (1965), S.446.

192 Biedert 1900, S.216/17.

193 Theodor Escherichs Rolle als erster Pädiater mit bakteriologischem Hintergrund wird bei der Analyse der Fachzeitschriften Rechnung getragen.

„[...] bleibe ich bei der von mir bevorzugten Behandlung durch Diät. Sie bleibe nach Hippokrates und Karell die Grundlage auf welcher der Kranke keiner weiteren Behandlung bedürfe, wenn er alle Speisen vertrage.“[194]

4.6. „Rückblick“

In der ersten Auflage findet lediglich eine kurze Zusammenfassung und Verknüpfung der vorangegangenen Kapitel statt, wobei in der vierten Auflage die volkswirtschaftliche Bedeutung der Säuglingssterblichkeit besondere Betonung findet und zur Minderung dieser die Einrichtung einer *„Versuchsanstalt für Ernährung“* empfohlen wird.[195]

Im Anhang der vierten Auflage findet sich im Gegensatz zur ersten Auflage noch eine Einteilung der Geschichte der Kinderernährung in vier Abschnitte. Den ersten nennt Biedert die *„Periode der Alten“*, welche sich durch ausschließliches Stillen auszeichne. Den zweiten Abschnitt bezeichnet er als *„die Periode des Beginns der künstlichen Ernährung“,* welche sich vom fünfzehnten bis zum achtzehnten Jahrhundert erstreckte. Anschließend folgt die *„chemische Periode“,* in der die chemischen Grundsätze der Nahrung ermittelt wurden und die mit den Forschungen Liebigs endete. Als letzter Abschnitt verbleibt noch die *„physiologische Periode“,* welcher er sich selbst zuordnet. Hier nennt er als wichtigste Leistungen die Würdigung der einzelnen Nährstoffe sowie Durchschauung des kindlichen Stoffwechsels. Zudem ordnet er ab den 1880ern auch die bakteriologische Sichtweise der Vorgänge im Darm des Säuglings dieser Periode zu, wobei er von einer *„Ergänzung“* aber auch *„zeitweisen Überwucherung“* der physiologischen Sichtweise spricht.[196]

Durch die von ihm selbst vorgenommene Einteilung wird Biederts Stellung innerhalb der Geschichte der künstlichen Ernährung gut charakterisiert. Zu Beginn seiner Forschungen standen vor allem physiologische und chemische Theorien im Fokus der Pädiatrie, was sich auch an der Wertschätzung seines Buches durch die Kinderärzteschaft festmachen lässt. Gegen Ende des Jahrhunderts werden dann jedoch die bakteriologischen Erkenntnisse, vor allem bei der Bewertung der Ernährungsstörungen, immer wichtiger und Biedert gerät in die Kritik, da er seine These vom „schädlichen Nahrungsrest“ immer noch als Hauptursache postuliert. Dabei waren insgesamt zwei Richtungen innerhalb der Pädiatrie auszumachen. Zum einen die „Schule“ Philipp Biederts, welche die künstliche Ernährung durch eine chemische Angleichung der Kuhmilch an die Muttermilch erreichen wollte und die Schwerverdaulichkeit des Kuhmilchcaseins als Hauptursache der Ernährungsstörungen sah. Zum ande-

[194] Biedert 1900, S.232.
[195] Biedert 1880, S.368-372; Biedert 1900, S.233-237.
[196] Biedert 1900, Anhang; Vaupel zeigt, dass bereits in der dritten Auflage eine Einteilung stattfand. Wobei der bakteriologische Teil erst in der vierten Auflage angehängt wurde. Vgl.: Vaupel 1993, S.46.

ren die „Schulen“ von Otto Heubner und Theodor Escherich, für die die Stoffwechselforschung und Bakteriologie die ausschlaggebenden Faktoren einer Verbesserung der künstlichen Ernährung und der damit zusammenhängenden Ernährungsstörungen darstellten. Interessanterweise scheinen genau die Pädiater aufgeschlossen für das Konzept des spezifischen Krankheitserregers, welche sich in räumlicher Nähe zur bakteriologischen Forschung befanden.[197] Eine Würdigung der bakteriologischen Forschung ist bei Biedert, der im Süddeutschen Raum forschte und lehrte, vor allem im Bereich der Milchgewinnung, sowie der Haltbarmachung der Milch auszumachen. Hier wurden bakteriologische Erkenntnisse ausführlich diskutiert und meist als brauchbar für die Praxis angesehen.

[197] Otto Heubner hatte den Lehrstuhl für Kinderheilkunde in Berlin inne und arbeitet somit in der Nähe von Robert Koch. Vgl.: Fehlemann 2004, S.214. Theodor Escherich erhielt eine bakteriologische Unterweisung durch Robert Koch. Vgl.: Shulman, St./ Friedmann, H./ Sims, R. (2007): Theodor Escherich: The first Pediatric Infectious Diseases Physician?. In Clinical Infectious Diseases 45, S.1026. Adalbert Czerny erhielt 1894 den Lehrstuhl für Kinderheilkunde in Breslau, wo das Pflanzenphysiologische Institut Cohnheims beheimatet war und wichtige Fortschritte in der Erforschung der Mikroorganismen erzielt wurden. Ebd., S. 6/7.

5. Analyse der pädiatrischen Fachzeitschriften

Im folgenden Kapitel wird eine Analyse der zeitgenössischen Fachzeitschriften für Pädiatrie, dem „*Jahrbuch für Kinderheilkunde und Physische Erziehung*“ und der „*Verhandlungen der Gesellschaft für Kinderheilkunde*“ vorgenommen. Der Untersuchungszeitraum betrifft die Jahre 1880-1910 für das „*Jahrbuch für Kinderheilkunde und Physische Erziehung*“[198] und für die „*Verhandlungen der Gesellschaft für Kinderheilkunde*“ die Jahre 1884-1908.[199] Anhand der Quantität der Artikel zur künstlichen Säuglingsernährung wird ermittelt, welche Relevanz das Thema innerhalb der Kinderheilkunde hatte. Bei der inhaltlichen Analyse stehen vor allem die Einbeziehung der Bakteriologie sowie die Bewertung der künstlichen Ernährung im Fokus der Betrachtung.

5.1. Quantitative Analyse

„Jahrbuch für Kinderheilkunde und physische Erziehung“

Das „*Jahrbuch für Kinderheilkunde und physische Erziehung*“ erschien im Normalfall zwei Mal jährlich. In den Jahren 1882, 1887, 1889 und 1891 erschien jedoch nur ein Band, während 1898 drei Bände erschienen. Für die quantitative Auswertung wurden die Artikel zur künstlichen Säuglingsernährung und den Ernährungsstörungen zusammengefasst. Die Kategorie Stillen und Brustkinder wurde mit aufgenommen, da das Stillen die natürliche Konkurrenz jeder künstlich hergestellten Säuglingsnahrung darstellte. Rezensionen und Literaturberichte konnten bei der Auswertung nicht berücksichtigt werden, da ihr Umfang in den Bänden sehr unterschiedlich gestaltet ist, was zu einer Verzerrung der Ergebnisse führen würde.[200]

---

[198] Jahrbuch für Kinderheilkunde und physische Erziehung 15-51. 1880-1900 Leipzig; Jahrbuch für Kinderheilkunde und physische Erziehung 52-72. 1900-1910 Berlin.

[199] Verhandlungen der Gesellschaft für Kinderheilkunde 1. 1884 Leipzig; Verhandlungen der Gesellschaft für Kinderheilkunde 2-6. 1885-1889 Dresden; Verhandlungen der Gesellschaft für Kinderheilkunde 7-25. 1890-1908 Wiesbaden.

[200] Die Verwertung der Nahrung im Körper, sowie die Ernährungsstörungen wurden dem Komplex der künstlichen Ernährung zugeordnet, da beides für die Kinderärzte eng mit der Ernährung zusammenhing. Die Verwertung war wichtig, um die richtige künstliche Nahrung zu finden, die Ernährungsstörungen wiederum häufig die Folge einer schlechten Ernährung. Wenn der Artikel sich auf Verwertung von Nahrung beim Brustkind bezog wurde dieser der zweiten Kategorie zugeordnet.

Tab. 1: Artikelverteilung, Themen: Stillen und künstliche Ernährung im *„Jahrbuch für Kinderheilkunde und physische Erziehung"*

Erscheinungsjahr des Bandes	Artikel zu künstlicher Ernährung und Ernährungsstörungen	Artikel zum Stillen und zu Brustkindern
1880-1885	20	8
1886-1890	9	2
1891-1895	20	5
1896-1900	38	5
1901-1905	43	12
1906-1910	40	13
Summe	**170**	**45**

Die quantitative Auswertung ergab, dass im gesamten Untersuchungszeitraum wesentlich mehr Artikel zur künstlichen Ernährung, Verwertung derselben und den damit zusammenhängenden Ernährungsstörungen erschienen als zum Thema Stillen und Brustkinder. Während der ersten Kategorie zwischen 1880 und 1910 170 Artikel zugeordnet werden konnten, waren es für die zweite nur 45.[201] Betrachtet man die Anzahl der künstlich ernährten Kinder zwischen 1880 und 1910 erscheinen diese Zahlen sinnvoll. Wie bereits in Kapitel 3.1. gezeigt wurde, stieg die Zahl der künstlich ernährten Kinder in diesem Zeitraum kontinuierlich an, so dass es für die Vertreter der Kinderheilkunde unabdinglich wurde, sich näher mit den verschieden Möglichkeiten der künstlichen Ernährung auseinander zu setzen.

In den Jahren 1880-85 wurde mit 20 Artikeln zur künstlichen Ernährung sowie 8 Artikeln zum Stillen relativ viel veröffentlicht.[202] Als Anstoß dieser Entwicklung kann man das von Biedert 1880 herausgegebene Buch „Die Kinderernährung im Säuglingsalter" sehen, welches von Otto Soltmann *„als Basis für jede weitere Forschung auf dem Gebiet der künstlichen Ernährung im Säuglingsalter"* bezeichnet wurde.[203] Zwischen 1886 und 1890 ist dann

[201] Jahrbuch für Kinderheilkunde und physische Erziehung 15-51. 1880-1900 Leipzig; Jahrbuch für Kinderheilkunde und physische Erziehung 52-72. 1900-1910 Berlin.
[202] Jahrbuch für Kinderheilkunde und physische Erziehung 15-23. 1880-1885 Leipzig.
[203] Albrecht 1882, S.17.

ein Einbruch zu bemerken, hier wurden lediglich 9 Artikel in der ersten und 2 Artikel in der zweiten Kategorie abgedruckt.[204] Ab Anfang der 1890er Jahre bis ca. 1905 ist dann in beiden Kategorien ein kontinuierlicher Anstieg zu beobachten. So wurden zwischen 1891 und 1895 20 Artikel veröffentlicht, die sich mit dem Komplex der künstlichen Ernährung beschäftigen, zwischen 1896 und 1900 sind es dann schon 38 Artikel.[205] Der Höhepunkt findet sich zwischen 1901 und 1905. In diesen Jahren erschienen ganze 43 Artikel zu diesem Thema.[206] Danach ist zwischen 1906 und 1910 ein leichter Abstieg auf 40 Artikel zu verzeichnen.[207]

Das Stillen sowie das Brustkind selbst sind zwischen 1891 und 1895 sowie zwischen 1896 und 1900 jeweils 5-mal Thema.[208] Im Zeitraum 1901 und 1905 steigt die Zahl der Artikel auf 12, während der Höhepunkt dieser Kategorie zwischen 1906 und 1910 mit 13 gedruckten Artikeln zu finden ist.[209] Der Anstieg um die Jahrhundertwende lässt sich durch die vermehrten Bemühungen der Ärzte und bürgerlichen Frauenvereine erklären, welche die Frauen durch massive Stillpropaganda zum Selbststillen bewegen wollten, um so die Säuglingssterblichkeit zu senken.[210]

Die ermittelten Zahlen zeigen in jedem Falle ein deutliches Interesse der Kinderärzte für den Komplex der künstlichen Säuglingsernährung. Im Kapitel 4.2. werden dann die Faktoren dieses Interesses näher beleuchtet und ein Zusammenhang zur bakteriologischen Forschung hergestellt.

„Verhandlungen der Gesellschaft für Kinderheilkunde“

Die Zeitschrift *„Verhandlungen der Gesellschaft für Kinderheilkunde“* erschien einmal jährlich. Sie ist die verschriftlichte Form der Verhandlungen der Gesellschaft für Kinderheilkunde, in der pädiatrischen Sektion der jährlich stattfindenden Versammlung der Naturforscher und Ärzte. Da diese Zeitschrift im Original nur für die Jahre 1884-1908[211] vorliegt, wurden unterstützend für die Jahre 1880-83 sowie die Jahre 1909/10 die Artikel des *„Jahr-*

---

204 Jahrbuch für Kinderheilkunde und physische Erziehung 24-31. 1886-1890 Leipzig.

205 Jahrbuch für Kinderheilkunde und physische Erziehung 32-40. 1891-95 Leipzig; Jahrbuch für Kinderheilkunde und physische Erziehung 41-52. 1896-1900 Leipzig.

206 Jahrbuch für Kinderheilkunde und physische Erziehung 53-62. 1901-1905 Berlin.

207 Jahrbuch für Kinderheilkunde und physische Erziehung 63-72. 1906-1910 Berlin.

208 Jahrbuch für Kinderheilkunde und physische Erziehung 32-40. 1891-1895 Leipzig; Jahrbuch für Kinderheilkunde und physische Erziehung 41-52. 1896-1900 Leipzig.

209 Jahrbuch für Kinderheilkunde und physische Erziehung 53-62. 1901-1905 Berlin; Jahrbuch für Kinderheilkunde und physische Erziehung 63-72. 1906-1910 Berlin.

210 Vögele 2004, S.228/29.

211 Verhandlungen der Gesellschaft für Kinderheilkunde 1. 1884 Leipzig; Verhandlungen der Gesellschaft für Kinderheilkunde 2-7. 1885-1890 Dresden; Verhandlungen der Gesellschaft für Kinderheilkunde 8-25. 1891-1908 Wiesbaden.

buchs für Kinderheilkunde und physische Erziehung" genutzt.[212] In dieser Zeitschrift findet sich zu jeder Verhandlung der Gesellschaft für Kinderheilkunde ein Bericht, so dass es möglich ist, die Anzahl der gehaltenen Referate zum Thema künstliche Ernährung wie auch zum Stillen nachzuvollziehen. Mit der Auswahl der Kategorien verhält es sich hier wie bereits in 4.1.1. beschrieben.

Tab. 2: Artikelverteilung, Themen: Stillen künstliche Ernährung in den „*Verhandlungen der Gesellschaft für Kinderheilkunde*"

Erscheinungsjahr des Bandes	Artikel zu künstlicher Ernährung und Ernährungsstörungen	Artikel zum Stillen und zu Brustkindern
1880-1885	9	3
1886-1890	11	0
1891-1895	12	4
1896-1900	26	2
1901-1905	23	7
1906-1910	29	7
Summe	**110**	**23**

Auch hier ergab die quantitative Analyse, dass im Untersuchungszeitraum wesentlich mehr Artikel zur künstlichen Ernährung als zum Stillen erschienen sind. Zwischen 1880 und 1910 erschienen 110 Artikel zur künstlichen Ernährung und den Ernährungsstörungen, zum Stillen dagegen nur 23. Zudem ist für die erste Kategorie eine stetige Steigerung der Artikelzahl, von 9 Artikeln zwischen 1880 und 1885 auf 29 Artikel zwischen 1905 und 1910 zu beobachten, wobei in den Jahren 1901-1905 ein leichter Einbruch zu bemerken ist.[213] Die Tatsache, dass im Gegensatz zur oben betrachteten Fachzeitschrift die Artikelzahl zwischen

---

212 Jahrbuch für Kinderheilkunde und physische Erziehung 15-19. 1880-83 Leipzig; 67-72. 1908-1910 Berlin.

213 Verhandlungen der Gesellschaft für Kinderheilkunde 1. 1884 Leipzig; Verhandlungen der Gesellschaft für Kinderheilkunde 2-6. 1885-1889 Dresden; Verhandlungen der Gesellschaft für Kinderheilkunde 7-25. 1890-1908 Wiesbaden; Jahrbuch für Kinderheilkunde und physische Erziehung 15-19. 1880-83 Leipzig; Jahrbuch für Kinderheilkunde und physische Erziehung 67-72. 1908-1910 Berlin.

1880 und 1885 sehr gering ist, lässt sich durch die im Jahr 1883 stattgefundene Gründung der „Gesellschaft für Kinderheilkunde“ erklären, welche sich aus der „Section für Pädiatrik“ herausbildete und erst zu organisieren war.[214] Bei der zweiten Kategorie ist auch ein Anstieg der Artikel zu verzeichnen, wobei dieser nicht linear verläuft. Zwischen 1880 und 1885 erschienen nur 3 Artikel, in den Zeiträumen 1901-1905 und 1906-1910 waren es dann jeweils 7 Artikel. Auffällig ist, dass in den betrachteten 20 Jahren des neunzehnten Jahrhunderts nur 9 Artikel dieser Kategorie zuzuordnen sind, während zwischen 1901 und 1910 14 Artikel zum Stillen erschienen.[215]

Zusammenfassend ist für beide Fachzeitschriften zwischen 1880 und 1910 ein Anstieg der Artikel zur künstlichen Ernährung wie auch zum Stillen zu verzeichnen. Dabei überwiegt die kumulierte Zahl der Artikel zur künstlichen Ernährung mit 280 die zum Stillen mit 68 bei Weitem. Es lässt sich also ein gesteigertes Interesse innerhalb der Pädiatrie für den Komplex der künstlichen Ernährung wie auch der Ernährungsstörungen konstatieren. Nun stellt sich die Frage, welche Themen genau diskutiert wurden und inwiefern diese einen Zusammenhang zur Bakteriologie aufweisen.

5.2. Inhaltsanalyse der zeitgenössischen pädiatrischen Fachzeitschriften

Bei der Inhaltsanalyse werden die oben genannten zeitgenössischen Fachzeitschriften für Pädiatrie, das „*Jahrbuch für Kinderheilkunde und Physische Erziehung*“ und die „*Verhandlungen der Gesellschaft für Kinderheilkunde*“, näher untersucht. Der Untersuchungszeitraum betrifft die Jahre 1880-1910 für das „*Jahrbuch für Kinderheilkunde und Physische Erziehung*“[216] und für die „*Verhandlungen der Gesellschaft für Kinderheilkunde*“ die Jahre 1884-1908.[217] Hier wird überprüft, ab wann neue aus der Bakteriologie kommende Techniken wie das Sterilisieren und Pasteurisieren von Milch diskutiert wurden, da diese das Hauptnährmittel der künstlich ernährten Kinder darstellte und ob die neuen Techniken eher empfohlen oder abgelehnt wurden. In diesem Zusammenhang wird auch gefragt, ob von Kinderärzten selbst bakteriologische Untersuchungen der Milch vorgenommen wurden und ob daraus praktische Forderungen erwuchsen. Am Ende wird noch überprüft, inwiefern sich die Bewertung der künstlichen Ernährung durch Pädiater innerhalb der untersuchten dreißig

214 Fehlemann 2004, S.208/9.

215 Verhandlungen der Gesellschaft für Kinderheilkunde 1. 1884 Leipzig; Verhandlungen der Gesellschaft für Kinderheilkunde 2-6. 1885-1889 Dresden; Verhandlungen der Gesellschaft für Kinderheilkunde 7-25. 1890-1908 Wiesbaden; Jahrbuch für Kinderheilkunde und physische Erziehung 15-19. 1880-83 Leipzig; Jahrbuch für Kinderheilkunde und physische Erziehung 67-72. 1908-1910 Berlin.

216 Jahrbuch für Kinderheilkunde und physische Erziehung 15-51. 1880-1900 Leipzig; Jahrbuch für Kinderheilkunde und physische Erziehung 52-72. 1900-1910 Berlin.

217 Verhandlungen der Gesellschaft für Kinderheilkunde 1. 1884 Leipzig; Verhandlungen der Gesellschaft für Kinderheilkunde 2-6. 1885-1889 Dresden; Verhandlungen der Gesellschaft für Kinderheilkunde 7-25. 1890-1908 Wiesbaden.

Jahre veränderte und ob bakteriologische Argumente bei dieser Bewertung eine Rolle spielten. Da es im Rahmen dieser Arbeit nicht möglich ist, alle erschienen Artikel ausführlich zu behandeln, wird die Entwicklung anhand ausgewählter Artikel nachvollzogen und analysiert. Die Ernährungsstörungen können hier nur teilweise mit einbezogen werden, da bei genauer Analyse der zahlreichen Meinungen wesentlich mehr Platz benötigt würde. Hierbei wird vor allem auf Veränderungen bei der Einbeziehung pathogener Bakterien in die Ursachengruppen der Magen- und Darmstörungen geachtet und die grobe Entwicklung dargestellt.

Als Auftakt zur intensiven Beschäftigung der Kinderheilkunde mit dem Komplex der künstlichen Ernährung der Säuglinge kann man die im Jahr 1881 stattfindende Sondersitzung zur Ernährungsfrage in der pädiatrischen Sektion auf der 54. Versammlung deutscher Naturforscher und Ärzte sehen. Otto Soltmann, der zum Vorsitzenden für die Diskussion der Ernährungsfrage gewählt wurde, begründet die Wichtigkeit derselben mit den Worten:

> „[...] weil der hohe Tribut, den die Kinderwelt im ersten Lebensjahr dem Tode zollt, wesentlich durch Krankheiten des Verdauungstractus bedingt ist, in Folge einer durch Irrtümer, Vorurtheil, Unkenntniss, Gleichgültigkeit oder absichtliche Fahrlässigkeit fehlerhaft geleiteten Diätetik, wurde [...] eine Comission genannt, die speciell eine zweckentsprechende Discussion für diese hochwichtigen Fragen der Kinderhygiene im Allgemeinen vorbereiten sollte.“[218]

Durch diese Aussage kann zum einen festgestellt werden, dass den zeitgenössischen Kinderärzten die Bedeutung der Magen- und Darmstörungen bei der Höhe der Säuglingssterblichkeit bewusst war. Zum anderen ist erkennbar, dass bis zu diesem Zeitpunkt noch keine systematische wissenschaftliche Erforschung des Themas stattfand. Die Diskussion war in zwei große Themengebiete untergliedert, das erste betrifft den Ersatz der Frauenmilch durch natürliche unverfälschte Tiermilch, das zweite den Ersatz der natürlichen Tiermilch durch künstliche Nährpräparate mit und ohne Milch.[219]

Zunächst wird jedoch darauf hingewiesen, dass:

> „Muttermilch als das einzige rationelle Nahrungsmittel für den Säugling zu betrachten ist, [...] und wo diese natürliche Nährquelle dem Kinde versagt ist, die Thiermilch allein als naturgemässer Ersatz zu betrachten ist.“[220]

[218] Albrecht 1882, S.15.
[219] Albrecht 1882, S.16.
[220] Albrecht 1882, S.16.

Durch diese Aussage wird deutlich, dass die künstlichen Präparate als minderwertig galten und vor allem die Bereitstellung einer sauberen Kuhmilch als Priorität angesehen wurde. So sei die Überschwemmung des Marktes mit eben jenen Kunstprodukten gerade erst durch das umfassende Sündenregister der Milchproduktion und des städtischen Milchverkehrs zustande gekommen.[221] Man erhoffte sich also durch die Bereitstellung einer adäquaten Kindermilch eine Verdrängung der künstlichen Präparate, vor allem der Kindermehle, die von vielen Säuglingen nicht gut vertragen wurden. Im Folgenden wird daher vor allem die Behandlung und Bereitstellung der Kuhmilch im Vordergrund stehen.

Bei den Vorträgen zur Beschaffung sauberer Tiermilch ist zunächst auffällig, dass hier immer wieder von Hygiene im Stall gesprochen wurde, es jedoch noch keine Forderungen einer aseptischen Milchgewinnung gab.[222] Vorgestellt wurde auf dieser Versammlung auch die Frankfurter Milchkuranstalt, zu welcher ein Musterstall gehörte. Da solche Anstalten zur Gewinnung adäquater Kindermilch errichtet wurden, ist davon auszugehen, dass hier die bestmöglichen Produktionsbedingungen herrschten. Für die Einrichtung in Frankfurt galten unter anderem folgende Grundsätze: Der Stall sollte nah an der Stadt liegen, um lange Transportwege zu vermeiden, und immer gut gelüftet sein. Außerdem musste der Stall kanalisiert sein, der Dung direkt entfernt werden und alles einmal täglich mit Wasser abgespült werden.[223] Bei diesen Vorschriften bemerkt man noch keinerlei Einfluss der Bakteriologie auf die pädiatrischen Ansichten zur Milchgewinnung. Auch bei der Reinigung der Milchflaschen griff man zu dieser Zeit auf einfache Seifenlauge zurück und bestand lediglich auf einer gründlichen Reinigung.[224] Zur Haltbarmachung der produzierten Milch, das heißt um sie vor Zersetzung zu schützen, wurde wie inder ersten Auflage von Biederts „Die Kinderernährung im Säuglingsalter" nur das Abkochen und Kühlen sowie der Zusatz von Alkali als Lösung angeführt.[225]

Dass hier noch keine anderen Lösungsansätze zur Konservierung angeführt wurden, liegt wahrscheinlich daran, dass zu dieser Zeit immer noch Uneinigkeit darüber herrschte, ob die Zersetzungsprozesse chemischer oder vitalistischer Natur waren. Louis Pasteur konnte zwar schon 1857 beweisen, dass die Zersetzungsprozesse der Milch auf Mikroorganismen zurückzuführen waren, doch erst mit der Isolierung des Milchsäurebakteriums im Jahr 1884

221 Albrecht 1882, S.16. Jaqueline Wolf konnte für den amerikanischen Raum zeigen, dass die Furcht vor Bakterien zu einem vermehrten Gebrauch von Kondensmilch und künstlichen Nährpräparaten führte. Vgl.: Wolf 2001, S.162.

222 Albrecht 1882, S. 22, 24, 28, 29.

223 Albrecht 1882, S.28/29.

224 Albrecht 1882, S.30.

225 Biedert 1880, S.231-233; Albrecht 1882, S.30/31.

durch den Koch-Schüler Ferdinand Hueppe (1852-1938) wurde diese Tatsache wissenschaftlicher Konsens.[226]

Es wurde jedoch im späteren Verlauf der Sitzung von einigen Kinderärzten wie Otto Soltmann auf die Anwesenheit von *„Infectionskeimen"* und *„Pilzen"* in der Milch hingewiesen, woraus sich eine Anlehnung an die bakteriologische Sichtweise schließen lässt. In diesem Zusammenhang wurde dann auch die *„condensierte oder concentrierte"* Milch besprochen, welche durch starkes Erhitzen vor Pilzen gefeit sei. Diese wurde jedoch nur für sehr heiße Monate empfohlen, sonst setzte man auf eine frische unverfälschte Kuhmilch. [227]

Zur Übertragbarkeit der Viehseuchen durch Milch äußerte man sich noch sehr zurückhaltend. So sei dies *„wohl noch als offene Frage zu betrachten, an deren Lösung noch lange zu arbeiten sein wird."*[228] Diese Aussage zeigt, dass vor der Entdeckung bestimmter spezifischer Erreger ein Nachweis des Übertragungsweges sehr schwierig war. Durch die Entdeckung eines Erregers, beispielsweise des *Tuberkelbazillus* durch Robert Koch im Jahr 1882, war den Ärzten ein konkreter Anhaltspunkt gegeben, wodurch der Übertragungsweg nachvollzogen werden konnte.[229]

Demnach zeigt sich, dass im Jahr 1881 die Einbeziehung bakteriologischen Forschungsergebnisse in das Konzept der Säuglingsnahrung nur ansatzweise nachweisbar ist, was jedoch auch mit der Entwicklung der Bakteriologie selbst erklärbar ist, da viele relevante Entdeckungen wie die des *„Tuberkelbazillus"* noch in der Zukunft lagen. Es wurden hier noch keine Verfahren wie die Sterilisation oder Pasteurisation angesprochen. Zudem war die Übertragung von Tierkrankheiten durch Milch noch ungeklärt und die Rolle der Bakterien bei der Entstehung von Magen-und Darmstörungen zu diesem Zeitpunkt unbekannt. Einzig das Vorhandensein von *„Infectionskeimen"* und *„Pilzen"* wurde kurz erwähnt und als sicherer Schutz die Abkochung oder Kondensation angeführt.

Allgemein finden sich bis Mitte der 80er Jahre in den zeitgenössischen Fachzeitschriften vor allem Artikel zu Wachstum und Gewicht künstlich ernährter Kinder, zur Erfahrung mit industriell hergestellten Produkten der Säuglingsernährung sowie zur rein diätetische Behandlung von Ernährungskrankheiten.[230] Der einzige Artikel aus dieser Zeit zum Thema Säug-

[226] Orland 2001, S.10.

[227] Albrecht 1882, S.48/49.

[228] Albrecht 1882, S.37.

[229] Gradmann 2005 S.105.

[230] Kormann (1880): Beiträge zur künstlichen Ernährung des Säuglings in den ersten 10 Wochen seines Lebens und zum Ersatz der Frauenmilch durch Kuhmilch. In: Jahrbuch für Kinderheilkunde und physische Erziehung 15. Leipzig, S.300-318; Martin (1882): Biedert´s Kindernahrung. In Jahrbuch für Kinderheilkunde und physische Erziehung 18, Leipzig, S.139-153; Biedert, Ph. (1883): Ueber die rein diätetische Behandlung der Ernährungskrankheiten im

lingsernährung und Bakteriologie stammt von Dr. Demme und beschäftigt sich mit dem Thema: „Die Übertragung von Krankheitskeimen auf den Menschen durch Thiermilch“. In diesem Artikel kommt er zu dem Schluss, dass:

> „[...] für sämmtliche hier erwähnten Uebertragungsweisen von Krankheitskeimen vom Thiere auf den Menschen durch die Milch der *strenge experimentelle Nachweis* zur Zeit noch vollkommen fehle [...] Durch die neuesten bahnbrechenden Entdeckungen Koch's durch den Nachweis der Identität der Tuberkulose des Menschen mit der Perlsucht der Thiere wurde allerdings die Basis geschaffen für die *experimentelle Lösung* der Übertragbarkeit[…].“[231]

Hier erkennt man einen deutlichen Einfluss der Bakteriologie. Zum einen wird die Entdeckung des *Tuberkelbazillus* durch Robert Koch sofort aufgegriffen. Zum anderen wartet man auf den experimentellen Nachweis, was typisch ist für die durch starke Labortätigkeit geprägte Bakteriologie. Dieser Artikel weist also bereits auf die neue naturwissenschaftliche Ausrichtung bei der Erforschung der künstlichen Ernährung hin, bei der nicht mehr nur durch Beobachtung Erkenntnisse erzielt wurden, sondern vor allem bei der Verbesserung der Milchwirtschaft und des Energieumsatzes auf Laborbefunde gesetzt wurde.[232]

Ab Mitte der 80er Jahre rückten dann die Milchverdauung sowie die Darmbakterien des Säuglings in den Fokus der Kinderheilkunde. Diese Entwicklung ist insbesondere mit dem Namen Theodor Escherichs verknüpft, da dieser sowohl eine Ausbildung in der Kinderheilkunde wie auch in Bakteriologie unter anderem bei Robert Koch durchlaufen hatte. Escherich war es auch, der einige der wichtigsten Entdeckungen hinsichtlich der Rolle pathogener Bakterien bei der Entstehung von Magen-und Darmkrankheiten beim Säugling sowie der im gesunden Darm vorkommenden Bakterien machte. Er konnte unter anderem das *Bakterium coli* identifizieren, was später nach ihm in *Escherichia coli* umbenannt wurde und zur normalen Darmflora gehört, an der falschen Stelle jedoch zu akuten Magen- und Darmstörungen führt.[233]

Im Jahr 1887 hielt Escherich gemeinsam mit Philipp Biedert auf der 60. Versammlung deutscher Naturforscher und Ärzte ein Referat zur „normalen Milchverdauung des Säuglings“. Zunächst ging Escherich auf die Milchverarbeitung in Magen und Darm ein, wobei er die

---

Säuglingsalter, Referat auf der 55. Versammlung deutscher Naturforscher und Ärzte (1882). In: Jahrbuch für Kinderheilkunde und physische Erziehung 19. Leipzig, 192-194.

[231] Demme (1883): Die Übertragung von Krankheitskeimen auf den Menschen durch Thiermilch, Referat auf der 55. Versammlung deutscher Naturforscher und Ärzte (1882). In: Jahrbuch für Kinderheilkunde und physische Erziehung 19. Leipzig,194-96.

[232] Spiekermann 2000, S.26.

[233] Shulman/Friedmann/Sims 2007, S.1026.

Rolle der normalen Darmbakterien erläuterte und dabei immer wieder Tierversuche als Beleg anführte.[234] Er ging auch auf Biederts These vom „schädlichen Nahrungsrest“ ein, wobei er:

> „[...] erstaunt war, bei diesem allgemein für so unverdaulich gehaltenen Nährstoff (das Casein- d. Verf.) trotz unmässiger Zufuhr eine fast ideale Ausnutzung zu finden [...].“[235]

Er kam zu dem Ergebnis, dass die Ausnutzung der Nährstoffe bei der Kuhmilch genauso gut funktioniert und die Probleme eher in anderen Bereichen zu suchen sind. Hier führt er die Zersetzung der Milch an, welche zu akuten Verdauungsstörungen führe. Er schloss sein Referat mit den Worten:

> „Die erschreckende Morbidität und Mortalität der Kinder in der heißen Jahreszeit weist vielmehr [...] darauf hin, dass wir den Feind in anderer Richtung zu suchen haben, in der verderbenbringenden Tätigkeit jener kleinsten Lebewesen, in denen schon Kircher (1671) die Ursachen der meisten Seuchen und Krankheiten vermuthete. Wir sind heute im Stande, diese viel geschmähte und stets wieder auftauchende Anschauung mit besseren Gründen zu stützen, aber wir dürfen auch hoffen, indem Fortschritte der modernen Bacteriologie und Desinfectionslehre uns die wirksamsten Waffen in die Hand geben.“[236]

Anschließend sprach Biedert und verteidigte seine These vom „schädlichen Nahrungsrest“, während er die Auslegungen Escherichs verwarf. Biederts Anschauungen werden hier nicht weiter ausgeführt, da dies bereits in Auseinandersetzung mit dessen Werk geschah.

Mit diesem Referat gab Theodor Escherich den Anstoß für eine intensive Auseinandersetzung der Kinderheilkunde mit dem Komplex der pathogenen Bakterien. In den folgenden Jahren erschienen zahlreiche Artikel zur Sterilisation und Pasteurisation sowie zur sauberen Milchgewinnung.[237] Die Identifizierung des „Feindes“- in Form von Bakterien- erweckte innerhalb der Kinderheilkunde, wie auch bei Escherich selbst, die Hoffnung auf einen schnellen Erfolg bei der Bekämpfung der hohen Säuglingssterblichkeit. Man sah sich nun in der Lage, die Kuhmilch vor Verderbnis und Krankheitskeimen zu schützen und so die To-

---

[234] Escherich, T. (1889): Die normale Milchverdauung des Säuglings. In: Verhandlungen der Gesellschaft für Kinderheilkunde 5. Dresden, S.70-74.

[235] Escherich 1889, S.79.

[236] Escherich 1889, S.82.

[237] Uhlig, R. (1890): Ueber die Ernährung kranker Säuglinge mit sterilisierter Milch. In: Jahrbuch für Kinderheilkunde und physische Erziehung 30. Leipzig, S.83-105; Feer (1891): Zur Aetologie der acuten Verdauungsstörungen des Säuglings. In: Jahrbuch für Kinderheilkunde und physische Erziehung 32. Leipzig, S.392-410; Biedert, Ph. (1895): Über einige Probleme der Milchwirtschaft und Milchverwendung nebst neuen Analysen von Camerer-Söldner. In: Verhandlungen der Gesellschaft für Kinderheilkunde 12. Wiesbaden, S.145-154; Kramsztyk, J. (1894): Sterilisation oder Pasteurisation?. In: Jahrbuch für Kinderheilkunde und physische Erziehung 37. Leipzig, S.249-293.

desfälle durch Magen- und Darmerkrankungen erheblich zu verringern. Auch Artikel über bakteriologische Untersuchungen von Milch sind nun häufiger zu finden. Dabei testeten die Kinderärzte die Milch beispielsweise auf Tuberkuloseerreger und Milchsäurebakterien. Dies geschah, wie in der bakteriologischen Forschung allgemein üblich, durch eine Reinzüchtung der Keime auf halbfesten Platten. Auch das als Medikament versagende *Tuberkulin* von Robert Koch wird hier erwähnt, da durch die Injektion dieses Mittels der Tuberkulosenachweis erbracht werden konnte. [238]

Anhand des Artikels „Einige Untersuchungen über den Bakteriengehalt der Milch bei Anwendung einiger in der Kinderernährung zur Verwendung kommenden Sterilisationsverfahren" von Dr. Sior im Jahr 1892 lässt sich der Einfluss der Bakteriologie auf die Kinderernährung gut erkennen. Sior kommt hier in Anlehnung an Hüppe zu dem Schluss, dass:

> „[...] die praktische Milchsterilisierung müsse vor Allem auf den Ausschluss der widerstandsfähigen Dauerformen, wie sie besonders einige Buttersäurebakterien, dann die sogenannten Heu- und Kartoffelbacillen bilden, ausgehen."[239]

Sior bezieht hier die bakteriologische Erkenntnis ein, dass Dauersporen resistent gegenüber Hitze und Austrocknung sind und somit bei der Sterilisation der Milch erhalten bleiben. Dieses Problem sei aber durch eine *„peinliche Sauberkeit im Stall"* und das *„centrifugieren der Milch"* zu lösen, da die Bakterien so bereits vor der Sterilisation ferngehalten bzw. entfernt würden. Sior bewertet das Sterilisieren der Milch insgesamt positiv, weist jedoch auf die Wichtigkeit der nachfolgenden Kühlung hin.[240] Die Wertschätzung der neuen Technik lässt sich auch im Artikel: „Sterilisation oder Pasteurisation?" von Julian Kramsztyk nachweisen:

> „Ein vollständiger Umschwung in der künstlichen Säuglingsernährung wurde im Jahre 1886 von **Soxhlet** dadurch bewirkt, dass er den glänzenden Gedanken Pasteur´s, die Milch keimfrei zu machen, praktisch ausführte [...]."

[238] Sior (1892): Einige Untersuchungen über den Bakteriengehalt der Milch bei Anwendung einiger in der Kinderernährung zur Verwendung kommenden Sterilisationsverfahren. In: Jahrbuch für Kinderheilkunde und physische Erziehung 34. Leipzig, S.107-117; Escherich, T. (1891): Beiträge zur Frage der künstlichen Ernährung. In: Jahrbuch für Kinderheilkunde und physische Erziehung 32. Leipzig, S.1-26. Hier geht Escherich intensiv auf die Bakterienprüfung der Milch ein.

[239] Sior 1892, S.114.

[240] Diese resistenten Dauerformen befanden sich meist im Milchschlamm und wurden, durch das Zentrifugieren von der Milch getrennt. Vgl.: Sior 1892, S.114.

Kramsztyk kommt insgesamt zu dem Ergebnis, dass sowohl das Sterilisieren wie auch das Pasteurisieren der Milch nützlich und unschädlich sei, wobei er dem Sterilisieren aufgrund der einfacheren Handhabung den Vorzug gibt.[241]

Die Euphorie, die die neuen Techniken zunächst auslösten, hielt jedoch nicht lange an. Schon bald regten sich Stimmen, die die Sterilisation der Milch für Mangelerscheinungen und die sogenannte Barlow´sche Krankheit verantwortlich machten. Carstens stellte bereits 1898 fest, dass durch Beifütterung von Obst und Gemüse diese Nachteile ausgeglichen würden.[242] Aber erst im Jahr 1912 konnte der Nachweis erbracht werden, dass diese Krankheit mit Skorbut identisch ist und durch einen Mangel an Vitaminen entsteht.[243]

So konstatiert Oppenheimer in seinem Artikel: „Ueber das Pasteurisieren der Milch zum Zwecke der Säuglingsernährung", dass die gefährlichen Tuberkuloseerreger auch bei einer Temperatur von 70 Grad, wie sie bei der Pasteurisation erreicht werden, abgetötet wurden. Dabei seien bei dieser Milch aber nicht die Nachteile, welche bei einer dauerhaften Ernährung mit sterilisierter Milch entstehen, zu beobachten. Interessanterweise gewann Oppenheimer seine Ergebnisse durch Tierversuche, wie sie auch vielfach von Bakteriologen zur Beweisführung herangezogen wurden. [244] Die Diskussion um die Frage, ob die Sterilisation nun schädlich sei oder nicht, zog sich bis zum Ende des Untersuchungszeitraum und konnte wie oben bereits gezeigt erst 1912 endgültig geklärt werden.

Nachdem man nun Verfahren zur Haltbarmachung der Milch zur Hand hatte, war ein weiteres Problem die Produktion und Bereitstellung einer adäquaten Säuglingsmilch. Da die hygienischen Verhältnisse in den Arbeiterwohnungen meist zu wünschen übrig ließen und deshalb gerade die dort lebenden Säuglinge besonders gefährdet waren, machte man sich Gedanken, wie man die Milch bereits vor der Abgabe so präparieren konnte, dass sie ungefährlich war. Im Jahr 1904 hielt Arthur Schlossmann ein Referat zum Thema „Kindermilch". Hier stellt er zunächst fest:

> „Die hohe Sterblichkeit der künstlich ernährten Säuglinge ist in erster Linie bedingt durch die in den Großstädten erschwerte Möglichkeit reine, gute und frische Kuhmilch für die Ernährung derselben zu erhalten"

---

241 Kramsztyk 1894, S.249.

242 Carstens (1898): Ueber die Vortheile und Nachtheile der Ernährung der Säuglinge mit sterilisierter Milch (1. Referat). In: Verhandlungen der Gesellschaft für Kinderheilkunde 15. Wiesbaden, S.21-47; Starck (1898): Ueber die Vortheile und Nachtheile der Ernährung der Säuglinge mit sterilisierter Milch (2. Referat). In: Verhandlungen der Gesellschaft für Kinderheilkunde 15. Wiesbaden, S.48-73; Müller, E./Cronheim, W. (1903): Untersuchungen über den Einfluss der Sterilisation der Milch auf den Stoffwechsel des Säuglings unter besonderer Berücksichtigung der Knochenbildung. In: Jahrbuch für Kinderheilkunde und physische Erziehung 57. Berlin, S.42-63.

243 Thomas 1994, S.66.

244 Oppenheimer, K. (1900): Ueber das Pasteurisieren der Milch zum Zwecke der Säuglingsernährung. In: Verhandlungen der Gesellschaft für Kinderheilkunde 16. Wiesbaden, S.1-27.

Er fordert daraufhin die Abgabe von Kindermilch durch besondere Anstalten, wobei die Kosten durch die „Gesamtheit" zu tragen seien.[245] Bereits ab den 1880er Jahren begann man in Deutschland mit der Abgabe sterilisierter und pasteurisierter Milch, diese war jedoch mit 50-60 Pfennig pro Liter weitaus teurer als normale Marktmilch, die bei einem Preis von 20-30 Pfennig lag. Der hohe Preis der sogenannten Kindermilch war für die unteren Bevölkerungsschichten unerschwinglich und kam somit nur den Säuglingen aus besser gestellten Familien zugute. Um auch den Arbeiterkindern diese Milch zukommen zu lassen, entstanden nach dem französischen Vorbild der „Goutte de Lait" Bewegung ab den 1890ern überall im Reich städtische Milchdepots, welche Kindermilch zu günstigen Preisen anboten. Im Jahr 1913 erreichte diese Bewegung mit 258 Ausschankstellen ihren Höhepunkt, wobei die dabei produzierten 4,93 Millionen Liter pro Jahr gerade mal ausgereicht hätten, die Stadt Düsseldorf für sechs Wochen zu versorgen.[246] Die Milchküchen sollten in Deutschland allerdings nur in Zusammenhang mit einer Beratungsstelle eröffnet werden, da die Frauen eigentlich zum Stillen angehalten werden sollten.[247]

Hier erkennt man eine weitere Tendenz innerhalb der Kinderärzteschaft. Zwar wollte man den Säuglingen eine adäquate Kindermilch zukommen lassen, man war aber überzeugt, dass das Stillen immer die beste Nahrung für den Säugling sei. Diese Haltung lässt sich schon zu Beginn des Untersuchungszeitraum erkennen, verstärkt sich aber um die Jahrhundertwende, was sich auch an der vermehrten Anzahl der Artikel zum Stillen erkennen lässt, wobei hier immer wieder der Schutz vor Krankheiten sowie die Pflicht der Mutter selbst zu Stillen hervorgehoben wird.[248]

Ebenfalls immer stärker vertreten sind ab Mitte der 90er Jahre Artikel, die sich mit dem Stoffwechsel und der Energiebilanz des Säuglings beschäftigen. Diese Entwicklung war gekoppelt an eine vermehrte Labortätigkeit der Kinderärzte und ist vor allem mit dem Namen Otto Heubners verbunden, der den „Energiequotienten" für Säuglinge entwickelte, um so die Nahrungsmenge in Kalorien berechnen zu können.[249] Heubner führte damit die Kin-

---

[245] Schlossmann, A. (1905): Über Kindermilch. In: Verhandlungen der Gesellschaft für Kinderheilkunde 21. Wiesbaden, S.129-160.

[246] Vögele 2004, S.236.

[247] Keller, A. (1911): Säuglingsfürsorge. In: Zeitschrift für Säuglingsschutz 3 (2). Berlin, S.48.

[248] Keller, A. (1901): Kranke Kinder an die Brust. In: Jahrbuch für Kinderheilkunde und physische Erziehung 53. Berlin, S.159-90; Greenfield (1903): Die Frauenmilch in der Therapie des acuten Dünndarmkatarrhs. In: Jahrbuch für Kinderheilkunde und physische Erziehung 58. Berlin, S.641-664; Siegert (1907): Der Nahrungsbedarf des Brustkindes im ersten Vierteljahr. In: Verhandlungen der Gesellschaft für Kinderheilkunde 23. Wiesbaden, S.24-43.

[249] Heubner, O. (1898): Säuglingsdarm und Mehlverdauung. In: Jahrbuch für Kinderheilkunde und physische Erziehung 47. Leipzig, S.134-139; Heubner, O. (1898): Stoff-und Kraftbilanz des Brustkindes. In: Verhandlungen der Gesellschaft für Kinderheilkunde 14. Wiesbaden, S.12-21; Bendix (1901): Die Ernährungsphysiologie des Säuglings. Über die Entwicklung von Zwillingen. In: Jahrbuch für Kinderheilkunde und physische Erziehung 54. Berlin, S.703-720.

derheilkunde weiter in Richtung einer systematischen Erforschung der Säuglingsernährung, welche bei Philipp Biedert ihren Ausgang fand.[250]

Wichtige Entdeckungen und Impulse für die durch Bakterien ausgelösten Magen- und Darmstörungen kamen vor allem von Theodor Escherich. Adalbert Czerny und Arthur Keller, welche zur „Breslauer Schule“ gehörten, führten Escherichs Arbeit fort und erforschten systematisch die Ernährungsstörungen des Säuglings, die sie in drei große Gruppen einteilten: 1. „ex alimentatione“ (Erkrankungen durch Ernährungsfehler), 2.“ex infectione“ (Erkrankungen durch spezifische Erreger), und 3. „ex constitutione“ (Grunderkrankungen). Das vermehrte Interesse an den verschiedenen Ernährungsstörungen lässt sich anhand der Fachzeitschriften nachvollziehen; etwa zeitgleich mit dem Aufstieg der Stoffwechselforschung erschienen auch mehr Artikel zum Komplex der Magen- und Darmstörungen. Hierbei ist einerseits eine gehäufte Einbeziehung der Bakterien erkennbar[251], andererseits erschienen auch Artikel, welche die Ernährungsstörungen auf den von Biedert geprägten Begriff des „schädlichen Nahrungsrestes“ zurückführten und die Rolle der Bakterien als nebensächlich betrachteten.[252]

Insgesamt kristallisiert sich bei der Analyse der Fachzeitschriften heraus, dass man von Anfang an das Stillen als natürlichste und beste Ernährung des Säuglings sah, wobei sich diese Tendenz um die Jahrhundertwende verstärkte. Da aber immer mehr Säuglinge auf eine künstliche Ernährung angewiesen waren, versuchte man die Kuhmilch, welche als zweitbeste Lösung gesehen wurde, rein und unverfälscht zum Konsumenten zu bringen. Hier wurden dann die in der Bakteriologie entwickelten Verfahren zur Überprüfung des Bakteriengehaltes in der Milch für eine Verbesserung herangezogen, wobei diese Untersuchungen meist von Kinderärzten selbst durchgeführt wurden. Diese Überprüfungen hatten oft verheerende Ergebnisse, so dass eine Behandlung der Milch durch Sterilisieren und Pasteurisieren unabdinglich wurde. Da aber die aus der Bakteriologie übernommene Erkenntnis über hitzebeständigen Sporen, welche selbst eine Sterilisation überleben, sich auch in der Kinderheilkunde rasch verbreitete, wurden Forderungen laut, schon bei der Gewinnung der Milch auf peinliche Sauberkeit zu achten – als Ideal galt die aseptische Milchgewinnung. Die neuen

---

250 Seidler 1973, S.299.

251 Czerny, A./Keller, A. (1897): Zur Kenntnis der Gastroenteritis im Säulingsalter. In: Jahrbuch für Kinderheilkunde und physische Erziehung 45. Leipzig, S.274-281; Koenigberger (1897): Ueber die Sterblichkeit der Säuglinge in den Sommermonaten an der sogenannten Cholera infantum In: Jahrbuch für Kinderheilkunde und physische Erziehung 45. Leipzig, S.308-311; Brooker, W. (1897): A bacteriological and anatomical study of the summer diarrhoes of infant´s. In: Jahrbuch für Kinderheilkunde und physische Erziehung 45. Leipzig, S.138/39; Moro, E. (1905): Morphologische und biologische Untersuchungen über die Darmbakterien des Säuglings. In: Jahrbuch für Kinderheilkunde und physische Erziehung 61. Berlin; S.870-899; Steinitz (1903): Zur Kenntnis der chronischen Ernährungsstörungen der Säuglinge. In: Jahrbuch für Kinderheilkunde und physische Erziehung 57. Berlin, S.689-730.

252 Knöpfelmacher (1899): Die Caseinverdauung des Säuglings. In: Verhandlungen der Gesellschaft für Kinderheilkunde 15. Wiesbaden, S.177/78.

Verfahren zur Haltbarmachung der Milch wurden zunächst mit großer Begeisterung aufgenommen, wobei auch schon bald die Nachteile der Sterilisation erkannt wurden und teilweise auf das Pasteurisieren als Alternative hingewiesen oder aber Obst und Gemüse als Beinahrung empfohlen wurde. Zudem lässt sich eine gesteigerte Labortätigkeit durch Kinderärzte konstatieren, auf welche auch die Bakteriologen als Untersuchungsmethode setzten.

6. Fazit

Die Bakteriologie entwickelte sich in der zweiten Hälfte des 19. Jahrhunderts in Anlehnung an die Forschungen der Botanik, der anatomischen Pathologie und der Mikrobiologie zu einer eigenständigen medizinischen Disziplin. Das Konzept des *einen spezifischen Erregers* als Krankheitsursache musste sich jedoch erst gegen die bis ins zweite Drittel des 19. Jahrhunderts als viel moderner geltende *Miasmen-Theorie*, deren führender Vertreter Max von Pettenkofer war, durchsetzen.

Mit der experimentellen Bestätigung der *Keimtheorie* legte Louis Pasteur 1861 den Grundstein für die medizinische Bakteriologie. Zudem konnte er durch seine Forschungen am Milzbrand das Bakterium als notwendige und hinreichende Ursache für Infektionskrankheiten etablieren. Pasteur wurde in Frankreich hochgeschätzt, da er durch seine Forschungen ganze Industriezweige vor dem Untergang rettete. Diese Wertschätzung lässt sich unter anderem an den enorm hohen Spendensummen für das 1888 gegründete *Institut Pasteur* festmachen.

Im deutschen Kaiserreich war es vor allem Robert Koch, welcher der Bakteriologie zum Aufstieg verhalf. Er forschte ebenso wie Pasteur zum Milzbrand und konnte die Rolle der Sporen im Generationszyklus der Bakterien nachweisen und damit die Miasmen-Theorie weiter zurück drängen. Zudem wurde die Entdeckung des *Tuberkelbazillus* im Jahr 1882 von den Zeitgenossen als besonders wichtig empfunden, da die Tuberkulose im Fokus der Öffentlichkeit stand und man meinte, mit der Entdeckung des Erregers sei eine „Ausrottung“ in greifbarer Nähe. Die aufsteigende Bakteriologie, vor allem in der Person von Robert Koch, wurde von der Politik des Deutschen Kaiserreiches stark gefördert, was sich unter anderem an der bezahlten Choleraexpedition 1883 und dem 1891 neu gegründeten *Institut für Infektionskrankheiten* festmachen lässt. Hierbei setzte man zum einen auf einen Prestigegewinn gegenüber anderen Nationen, zum anderen ermöglichte die bakteriologische Sichtweise von Krankheit ins Leben des Einzelnen, etwa durch Kontrollen und Quarantäne, einzugreifen. Zum Ende des 19. Jahrhunderts wurde die Bakteriologie zur medizinischen Leitdisziplin und übte sowohl innerhalb der Medizin wie auch in der Öffentlichkeit großen Einfluss aus. Die Bakteriologen wurden als „Retter der Menschheit“ verehrt und das Wissen über Bakterien galt für den gebildeten Menschen als unerlässlich.

Die Konkurrenz mit anderen Ländern, wie sie sich bei der Vorstellung des Tuberkulins im Jahr 1890 durch Robert Koch erkennen lässt, findet sich auch bei der Bekämpfung der hohen Säuglingssterblichkeit wieder, die durch einen Rückgang der Geburtenraten in den Fokus der Politik, Medizin und Öffentlichkeit geriet. So wurden die hohen Todesraten im ersten Lebensjahr, die eng mit der künstlichen Ernährung verknüpft waren, von der Kinderheilkunde zur Begründung der eigenen Profession genutzt und deren Senkung durch eine Verbesserung der Ernährung zum vorderstes Ziel auserkoren.

Philipp Biedert wiederum war der erste Kinderarzt, der sich systematisch mit der künstlichen Ernährung auseinandersetzte und 1880 die erste Auflage des Buches „Die Kinderernährung im Säuglingsalter" herausbrachte. Bei dem Vergleich dieser Auflage mit der vierten im Jahr 1900 erschienen Auflage stellte sich heraus, dass Biedert in der vierten Auflage vor allem bei der Milchgewinnung und –Verarbeitung neue bakteriologische Erkenntnisse einbezieht. So werden die aseptische Milchgewinnung und das Sterilisieren im Betrieb, wie auch zu Hause ausführlich behandelt, was in der ersten Auflage noch nicht der Fall war. Dabei geht er unter anderem auf die von Robert Koch entwickelte Dampfsterilisation ein und behandelt auch die Übertragung der Tuberkulose durch Milch. Auch beim Thema Milchkontrolle geht Biedert 1900 auf die Bakterienprüfung ein, während er 1880 noch allgemein von Schmutz spricht. Beim Komplex der Ernährungsstörungen kann man sowohl für die erste wie auch vierte Auflage nur eine sehr geringe Einbeziehung der bakteriologischen Forschungsergebnisse feststellen. Es gibt zwar Unterschiede, so wird in der Auflage von 1900 die Möglichkeit eines spezifischen Erregers genannt, Biedert lässt diesen jedoch nur sehr eingeschränkt gelten und bleibt bei seiner These vom „schädlichen Nahrungsrest" als Hauptursache und den daraus resultierenden Behandlungsmethoden.

Für diese Uneinsichtigkeit wurde er vor allem von Otto Heubner und Theodor Escherich, kritisiert. Der von Heubner berechnete „Energiequotient" und die damit verbundene Stoffwechselforschung sowie die von Escherich betriebene bakteriologische Forschung zu den Darmbakterien beim Säugling wurden gegen Ende des Jahrhunderts immer wichtiger, was sich auch an den Artikeln der pädiatrischen Fachzeitschriften ablesen lässt. Diese Entwicklung ging einher mit einer zunehmenden Krankheitsidentifizierung im Labor, die im Laufe der Zeit die Beobachtung am Krankenbett ablöste. Adalbert Czerny und seine Schüler waren es schließlich, die diese Entwicklung durch eine Standardisierung der Säuglingsernährung sowie die Einteilung der Ernährungsstörungen in drei große Gruppen zu ihrem Ende führten.

Bei der Analyse der zeitgenössischen pädiatrischen Zeitschriften konnte eine Zunahme der Artikel zur künstlichen Ernährung wie auch zum Problem der Ernährungsstörungen in den untersuchten dreißig Jahren beobachtet werden, was auf eine intensive Beschäftigung der Kinderheilkunde mit diesem Themenkomplex schließen lässt. Außerdem ist hier eine vermehrte Einbeziehung der bakteriologischen Erkenntnisse in das Konzept der künstlichen Ernährung erkennbar. Vor allem die Prüfung der Milch auf bestimmte Bakterien sowie die

Abtötung derselben durch Sterilisieren und Pasteurisieren wird ab Mitte der 80er Jahre viel diskutiert. Dabei wurde die Überprüfung auf Tuberkuloseerreger durch das von Koch entwickelte Heilmittel Tuberkulin wesentlich vereinfacht.

Zunächst ist eine Welle der Euphorie auszumachen, da man der Überzeugung war, durch eine Behandlung der Milch die Säuglinge effektiv vor Bakterien zu schützen und so die Sterblichkeit im ersten Lebensjahr zu senken. Gegen Ende des Jahrhunderts kommen dann Zweifel auf, da bei Säuglingen, die dauerhaft mit sterilisierter Milch ernährt wurden, Mangelerscheinungen zu beobachten waren. Hier wurde dann das Pasteurisieren als Alternative immer wichtiger und die Beifütterung durch Obst und Gemüse wurde empfohlen. Ein weiteres Problem war die Bereitstellung einer adäquaten Säuglingsmilch, welche idealerweise unter aseptischen Bedingungen gewonnen und bereits behandelt an den Konsumenten abgegeben werden sollte. Es entstanden zwar ab den 1890ern überall Milchdepots für Kindermilch, diese hatten jedoch eine sehr begrenzte Reichweite, so dass nur ein Bruchteil der Säuglinge solche erhielten.

So gelangte man Anfang des 20. Jahrhunderts innerhalb der Kinderheilkunde zu der Einsicht, dass die Ernährung der Säuglinge sich durch die Einflüsse der Bakteriologie definitiv verbessert habe, da man nun wusste, auf was man achten musste und entsprechende Strategien entwickeln konnte. Aufgrund der geringen Reichweite der behandelten Milch sowie der unhygienischen Verhältnisse der Arbeiterwohnungen war aber nur ein langsames Absinken der Magen-und Darmstörungen zu beobachten und das Stillen wurde immer mehr propagiert, da es mehr Schutz vor Krankheiten böte als jede Milchkontrolle oder Technik zum Abtöten der Bakterien.

7. Literatur und Quellen

7.1. Primärliteratur

Albrecht (1882): Spezialbericht der Dicussion über die Ernährungsfrage auf der 54. Versammlung deutscher Naturforscher und Aerzte in Salzburg (1881), in der pädiatrischen Section. In: Jahrbuch für Kinderheilkunde 18. Leipzig, S.15-51.

Bendix (1901): Die Ernährungsphysiologie des Säuglings. Über die Entwicklung von Zwillingen. In: Jahrbuch für Kinderheilkunde und physische Erziehung 54. Berlin, S.703-720.

Biedert, Ph. (1883): Ueber die rein diätetische Behandlung der Ernährungskrankheiten im Säuglingsalter, Referat auf der 55. Versammlung deutscher Naturforscher und Ärzte (1882). In: Jahrbuch für Kinderheilkunde und physische Erziehung 19. Leipzig, 192-194.

Biedert, Ph. (1895): Über einige Probleme der Milchwirtschaft und Milchverwendung nebst neuen Analysen von Camerer-Söldner. In: Verhandlungen der Gesellschaft für Kinderheilkunde 12. Wiesbaden, S.145-154.

Biedert, Ph. (1880): Die Kinderernährung im Säuglingsalter, 1.Auflage. Stuttgart.

Biedert, Ph. (1900): Die Kinderernährung im Säuglingsalter und die Pflege von Mutter und Kind, 4. völlig neu bearbeitete Auflage. Stuttgart.

Brooker, W. (1897): A bacteriological and anatomical study of the summer diarrhoes of infant´s. In: Jahrbuch für Kinderheilkunde und physische Erziehung 45. Leipzig, S.138/39.

Carstens (1898): Ueber die Vortheile und Nachtheile der Ernährung der Säuglinge mit sterilisierter Milch (1. Referat). In: Verhandlungen der Gesellschaft für Kinderheilkunde 15. Wiesbaden, S.21-47.

Czerny, A./Keller, A. (1897): Zur Kenntnis der Gastroenteritis im Säulingsalter. In: Jahrbuch für Kinderheilkunde und physische Erziehung 45. Leipzig, S.274-281.

Demme (1883): Die Übertragung von Krankheitskeimen auf den Menschen durch Thiermilch, Referat auf der 55. Versammlung deutscher Naturforscher und Ärzte (1882). In: Jahrbuch für Kinderheilkunde und physische Erziehung 19. Leipzig, S.194-96.

Escherich, T. (1889): Die normale Milchverdauung des Säuglings. In: Verhandlungen der Gesellschaft für Kinderheilkunde 5. Dresden, S.69-82.

Escherich, T. (1891): Beiträge zur Frage der künstlichen Ernährung. In: Jahrbuch für Kinderheilkunde und physische Erziehung 32. Leipzig, S.1-26

Feer (1891): Zur Aetologie der acuten Verdauungsstörungen des Säuglings. In: Jahrbuch für Kinderheilkunde und physische Erziehung 32. Leipzig, S.392-410.

Greenfield (1903): Die Frauenmilch in der Therapie des acuten Dünndarmkatarrhs. In: Jahrbuch für Kinderheilkunde und physische Erziehung 58. Berlin, S.641-664.

Heubner, O. (1898): Säuglingsdarm und Mehlverdauung. Bemerkungen zu dem Aufsatz des Herrn A. Schlossmann. In: Jahrbuch für Kinderheilkunde und physische Erziehung 47. Leipzig, S.134-139.

Heubner, O. (1898): Stoff-und Kraftbilanz des Brustkindes. In: Verhandlungen der Gesellschaft für Kinderheilkunde 14. Wiesbaden, S.12-21.

Jahrbuch für Kinderheilkunde und physische Erziehung 15-51. 1880-1900 Leipzig.

Jahrbuch für Kinderheilkunde und physische Erziehung 52-72. 1900-1910 Berlin.

Kaup, J. (1911): Säugingssterblichkeit und Auslese. In: Zeitschrift für Säuglings-und Kleinkinderschutz 4 (2/3). Berlin, S.41-43.

Keller, A. (1911): Säuglingsfürsorge. In: Zeitschrift für Säuglingsschutz 3 (2). Berlin, S.45-52.

Keller, A. (1901): Kranke Kinder an die Brust. In: Jahrbuch für Kinderheilkunde und physische Erziehung 53. Berlin, S.159-90.

Knöpfelmacher (1899): Die Caseinverdauung des Säuglings. In: Verhandlungen der Gesellschaft für Kinderheilkunde 15. Wiesbaden, S.177/78.

Koenigberger (1897): Ueber die Sterblichkeit der Säuglinge in den Sommermonaten an der sogenannten Cholera infantum In: Jahrbuch für Kinderheilkunde und physische Erziehung 45. Leipzig, S.308-311.

Koch, R. (1890): Über bakteriologische Forschung.(Verhandlungen des X. Internationalen Medizinischen Kongress. Berlin). In: Schwalbe, J. (Hrsg.) (1912): Gesammelte Werke von Robert Koch 1. Leipzig, S.660.

Kormann (1880): Beiträge zur künstlichen Ernährung des Säuglings in den ersten 10 Wochen seines Lebens und zum Ersatz der Frauenmilch durch Kuhmilch. In: Jahrbuch für Kinderheilkunde und physische Erziehung 15. Leipzig, S.300-318.

Kramsztyk, J. (1894): Sterilisation oder Pasteurisation?. In: Jahrbuch für Kinderheilkunde und physische Erziehung 37. Leipzig, S.249-293.

Martin (1882): Biedert´s Kindernahrung. In Jahrbuch für Kinderheilkunde und physische Erziehung 18, Leipzig, S.139-153.

Moro, E. (1905): Morphologische und biologische Untersuchungen über die Darmbakterien des Säuglings. In: Jahrbuch für Kinderheilkunde und physische Erziehung 61. Berlin, S.870-899.

Müller, E. / Cronheim, W. (1903): Untersuchungen über den Einfluss der Sterilisation der Milch auf den Stoffwechsel des Säuglings unter besonderer Berücksichtigung der Knochenbildung. In: Jahrbuch für Kinderheilkunde und physische Erziehung 57. Berlin, S.42-63.

Oppenheimer, K. (1900): Ueber das Pasteurisieren der Milch zum Zwecke der Säuglingsernährung. In: Verhandlungen der Gesellschaft für Kinderheilkunde 16. Wiesbaden, S.1-27.

Schlossmann, A. (1905): Über Kindermilch. In: Verhandlungen der Gesellschaft für Kinderheilkunde 21. Wiesbaden, S.129-160.

Siegert (1907): Der Nahrungsbedarf des Brustkindes im ersten Vierteljahr. In: Verhandlungen der Gesellschaft für Kinderheilkunde 23. Wiesbaden, S.24-43.

Sior (1892): Einige Untersuchungen über den Bakteriengehalt der Milch bei Anwendung einiger in der Kinderernährung zur Verwendung kommenden Sterilisationsverfahren. In: Jahrbuch für Kinderheilkunde und physische Erziehung 34. Leipzig, S.107-117.

Starck (1898): Ueber die Vortheile und Nachtheile der Ernährung der Säuglinge mit sterilisierter Milch (2. Referat). In: Verhandlungen der Gesellschaft für Kinderheilkunde 15. Wiesbaden, S.48-73.

Steinitz (1903): Zur Kenntnis der chronischen Ernährungsstörungen der Säuglinge. In: Jahrbuch für Kinderheilkunde und physische Erziehung 57. Berlin, S.689-730.

Uhlig, R. (1890): Ueber die Ernährung kranker Säuglinge mit sterilisierter Milch. In: Jahrbuch für Kinderheilkunde und physische Erziehung 30. Leipzig, S.83-105.

Verhandlungen der Gesellschaft für Kinderheilkunde1. 1884 Leipzig.

Verhandlungen der Gesellschaft für Kinderheilkunde 2-6. 1885-1890 Dresden.

Verhandlungen der Gesellschaft für Kinderheilkunde 7-25. 1891-1908 Wiesbaden.

Vogel, A./Biedert Ph. (1887): Lehrbuch der Kinderkrankheiten, 9. Auflage. Stuttgart.

7.2. Sekundärliteratur

Ackerknecht, E. (2007): Antikontagionismus zwischen 1821 und 1867. In: Sarasin, Ph.; Berger, S.; Hänseler, M.; Sporri, M. (Hrsg.): Bakteriologie und Moderne. Studien zur Biopolitik des Unsichtbaren 1870-1920, Frankfurt am Main, S.71-110.

Apple, R. (1987): Mothers and Medicine. A Social History of Infant Feeding 1890-1950. Wisconsin. (Wisconsin Publications in the History of Science and Medicine, Band 7).

Atkins, J.P. (1992): White Poisson? The Social Consequences of Milk Consuption, 1850-1930. In: Social History of Medicine 5, S.207-227.

Baumslag, N./Michels, D. (1995): Milk, Money, and Madness. The Culture and Politics of Breastfeeding. London.

Berger, S. (2009): Bakterien in Krieg und Frieden. Eine Geschichte der medizinischen Bakteriologie in Deutschland 1890-1933. Göttingen.

Busch, E. (1932): Das Verschwinden des Sommergipfels der Säuglingssterblichkeit. Düsseldorf.

Carter, K. (1991): Pasteur´s Concept of Disease Caution and the Emergence of Specific Causes in Nineteenth-Century. In: Bulletin of the history of medicine 65 (4). Baltimore, S.528-548

Fehlemann, S. (2004): Armutsrisiko Mutterschaft: Mütter- und Säuglingsfürsorge im Deutschen Reich 1890-1924. Düsseldorf, Univ. Diss.

Geison, G. (2007).: Organisation, Produkte und Marketing im Unternehmen Louis Pasteur. In: Sarasin, Ph.; Berger, S.; Hänseler, M.; Sporri, M. (Hrsg.): Bakteriologie und Moderne. Studien zur Biopolitik des Unsichtbaren 1870-1920. Frankfurt am Main, S.220-238.

Gholamisasllari, G. (1975): Zur Geschichte der Entwicklung der künstlichen Säuglingsernährung in Mitteleuropa, dargestellt am Werdegang verschiedener Milch- und Nährmittelfirmen. Erlangen-Nürnberg, Univ. Diss..

Gradmann, Ch. (2005): Krankheit im Labor. Robert Koch und die medizinische Bakteriologie. Göttingen.

Christoph Gradmann (2007): Unsichtbare Feinde. Bakteriologie und politische Sprache im deutschen Kaiserreich. In: Sarasin, Ph./Berger, S./Hänseler, M./Sporri, M. (Hrsg.): Bakteriologie und Moderne. Studien zur Biopolitik des Unsichtbaren 1870-1920. Frankfurt am Main, S.327-353.

Grüntzig, J./Mehlhorn, H. (2010): Robert Koch. Seuchenjäger und Nobelpreisträger. Heidelberg.

Hierholzer, V. (2010): Nahrung nach Norm. Regulierung der Nahrungsmittelqualität in der Industrialisierung 1871-1914. Göttingen.

Latour, B. (2007): Krieg und Frieden. Starke Mikroben – schwache Hygieniker. In: Sarasin, Ph.; Berger, S.; Hänseler, M.; Sporri, M. (Hrsg.): Bakteriologie und Moderne. Studien zur Biopolitik des Unsichtbaren 1870-1920. Frankfurt am Main, S.111-175.

Leven, K.-H. (1997): Die Geschichte der Infektionskrankheiten. Von der Antike bis ins 20. Jahrhundert. Lansberg/Lech.

Mepham, T.B. (1993): „Humanizing Milk“: The Formulation of Artificial Feeds for Infants (1850-1910). In: Medical History 37 (3), 225-249.

Orland, B. (2001): Handeln in Zeiten der Ungewißheit. Tuberkulose, Milch und Tierseuchenbekämpfung im 19. und 20. Jahrhundert. In: Internationaler Arbeitskreis für Kulturforschung des Essens, Mitteilungen 8. Zürich, S.1-18.

Orland, B. (2004): Wissenschaft, Markt und Erfahrung. „Natürliche“ versus „künstliche“ Säuglingsernährung im 19. Jahrhundert. In: Bos, M.; Vincenz, B.; Wirtz, T. (Hrsg.): Erfahrung: Alles nur Diskurs? Zur Verwendung des Erfahrungsbegriffes in der Geschlechtergeschichte. Zürich Chronos, S.291-305.

Sarasin, Ph./Berger, S./Hänseler, M./Sporri, M.(2007): Einleitung. In: Sarasin, Ph./Berger, S./Hänseler, M./Sporri, M. (Hrsg.): Bakteriologie und Moderne. Studien zur Biopolitik des Unsichtbaren 1870-1920. Frankfurt am Main, S.8-44.

Seidler, E. (1973): Die Ernährung der Kinder im 19. Jahrhundert. In: Ernährung und Ernährungslehre im 19. Jahrhundert (Vorträge eines Symposiums am 5. und 6. Januar 1973). Frankfurt am Main, S.288-303.

Seidler, E. (1983): Pädiatrie im Aufbau – Entwicklung und Gestalt. In: Schweier, P. / Seidler, E.: Lebendige Pädiatrie. München.

Shulman, St./Friedmann, H./Sims, R. (2007): Theodor Escherich: The first Pediatric Infectious Diseases Physician?. In Clinical Infectious Diseases 45, S.1025-1029.

Spiekermann, U. (2000): Pfade in die Zukunft? Entwicklungslinien der Ernährungswissenschaft im 19. und 20. Jahrhundert. In: Schöneberger, G.U. / Spiekermann, U. (Hrsg.): Die Zukunft der Ernährungswissenschaft. Berlin, S.23-46.

Teuteberg, H.-J. (1987): Zum Problemfeld Urbanisierung und Ernährung im 19. Jahrhundert. In: Teuteberg, H.-J. / Borscheid, P.: Durchbruch zum modernen Massenkonsum. Lebensmittelmärkte und Lebensmittelqualität im Städtewachstum des Industriezeitalters. Münster, S.1-36.

Teuteberg, H./Wiegelmann, G. (1972): Der Wandel der Nahrungsgewohnheiten unter dem Einfluß der Industrialisierung. Göttingen.

Thomas, U. (1994): Der Tod aus der Milchflasche. Säuglingssterblichkeit und Säuglingsernährung im 19. und 20. Jahrhundert. In: Kein Kinderspiel – Das erste Lebensjahr (Begleitbuch zur gleichnamigen Wanderausstellung des Westfälischen Museumsamtes). Münster, S.58-69.

Vaupel, D. (1993): Philipp Biedert (1847-1916), Leben, Werk und Wirkung. Hannover, Univ. Diss..

Vögele, J. (2001): Sozialgeschichte städtischer Gesundheitsverhältnisse während der Urbanisierung. Berlin.

Vögele, J. (2004): Die Kontroverse um das Brustsstillen. In: Teuteberg, H.-J.: Die Revolution am Esstisch. Neue Studien zur Nahrungskultur im 19./ 20. Jahrhundert. Stuttgart, S.232-248.

Vögele, J. (2002): Im Kampf gegen die Säuglingssterblichkeit. Säuglingsernährung und Stillpropaganda; Ein Beitrag zur Geschichte der öffentlichen Gesundheitsfürsorge. In: Nahrungkultur; Essen und Trinken im Wandel 4, S.226-232.

Vögele, J. (2009): Wenn das Leben mit dem Tod beginnt – Säuglingssterblichkeit und Gesellschaft in historischer Perspektive. In: Historical Social Research 34 (4), S.66-82.

Waldeck und Pyrmont (Prinzessin zu), E. (2000): Die Rolle der Ziegenmilch in der Säuglingsernährung des 19. und 20. Jahrhunderts. Frankfurt am Main.

Weaver, L. (2010): "Growing Babies". Defining the Milk Requirements of Infants 1890-1910. In: Social History of Medicine 23 (2): S. 320-337.

Weyer- von Schoultz, M. (2006): Max von Pettenkofer (1818-1901). Frankfurt am Main.

Wolf, J. (2001): Don't kill your Baby. Public Health and the Decline of Breastfeeding in the Nineteenth and Twentieth Centuries. Ohio.

7.3. Onlinequellen

Gierke, E. (1910): Julius Cohnheim. In: Allgemeine Deutsche Biographie 55, S.729-733. [Onlinefassung]; URL: http://www.deutsche-biographie.de/pnd116636335.html. Abruf am 19.06.2013.

Katner, W. (1959): Theodor Escherich. In: Neue Deutsche Nationalbiographie 4, S.649/50. [Onlinefassung]; URL: http://www.deutsche-biographie.de/pnd118685430.html. Abruf am 18.06.2013.

Schadewaldt, H. (1959): Alois Epstein. In: Neue Deutsche Biographie 4, S. 553 [Onlinefassung]; URL: http://www.deutsche-biographie.de/pnd117511145.html. Abruf am 18.06.2013.

Statistisches Bundesamt (2010): Statistisches Jahrbuch 2010, Tabelle A.2.2. Indikatoren zur Bevölkerungsentwicklung in ausgewählten Ländern. Onlinefasssung: http:/www.destatis.de/jetspeed/portal/cms/Sites/destatis/Internet/DE/Content/Statistiken/Internationales/InternationalStatistik/Thema/BevoelkerungArbeitSoziales/Demografie/TabJahrbuch0202,property=file.pdf. Abruf am 02.04.2011.

Stürzbecher, M. (1961): Carl Flügge, in: Neue Deutsche Biographie 5, S. 261/62 [Onlinefassung]; URL: http://www.deutsche-biographie.de/pnd11922951X.html. Abruf am 18.06.2013.

Winckel (von), F. (1891): Ignaz Philipp Semmelweis. In: Allgemeine Deutsche Biographie 33, S. 704-706 [Onlinefassung]; URL: http://www.deutsche-biographie.de/pnd118613138.html. Abruf am 18.06.2013.

Wormer, E. (2005): Max Rubner. In: Neue Deutsche Nationalbiographie 22, S.158/59. [Onlinefassung]; URL: http://www.deutsche-biographie.de/pnd116669713.html. Abruf am 19.06.2013.

Wunderlich, P. (2007): Arthur Schlossmann. In: Neue Deutsche Nationalbiographie 23, S.108.[Onlinefassung]; URL: http://www.deutsche-biographie.de/pnd117330442.html. Abruf am 18.06.2013.

Ziegenspeck, H. (1957): Ferdinand Julius Cohn. In: Neue Deutsche Biographie 3, S.313/14. [Onlinefassung]; URL: http://www.deutsche-biographie.de/pnd116629207.html. Abruf am 12.6.2013.